李克绍《伤寒解惑论》四讲

（附《伤寒解惑论》）

主 编 姜建国

副主编 曲 夷 姜 璐

编 委 （以姓氏笔画为序）

于长雷 马广瑞

李文英 尚云冰

季光明 孟冠辰

中国中医药出版社

·北 京·

图书在版编目（CIP）数据

李克绍《伤寒解惑论》四讲/姜建国主编 . —北京：中国中医药出版社，2015.6（2020.12重印）
ISBN 978 - 7 - 5132 - 2473 - 4

Ⅰ. ①李…　Ⅱ. ①姜…　Ⅲ. ①《伤寒论》- 研究
Ⅳ. ①R222. 29

中国版本图书馆 CIP 数据核字（2015）第 089194 号

中 国 中 医 药 出 版 社 出 版
北京经济技术开发区科创十三街 31 号院二区 8 号楼
邮政编码　100176
传真　010 64405721
廊坊市祥丰印刷有限公司印刷
各地新华书店经销

＊

开本 880×1230　1/32　印张 9.25　字数 181 千字
2015 年 6 月第 1 版　2020 年 12 月第 2 次印刷
书　号　ISBN 978 - 7 - 5132 - 2473 - 4

＊

定价　35. 00 元
网址　www. cptcm. com

作者简介

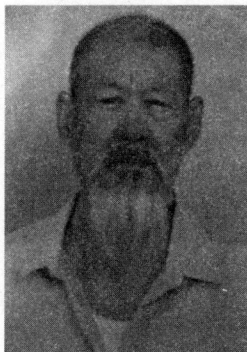

李克绍（1910－1996），山东省烟台市牟平区人。山东中医学院八大元老专家之一，全国首批硕士研究生指导专家，教授。毕生致力于《伤寒论》的研究和教学工作。著有《伤寒解惑论》《伤寒论串讲》《伤寒论语释》《伤寒百问》《漫话胃肠病的中医治疗》等。其中《伤寒解惑论》一书最能反映其学术观点，提出了很多具有划时代意义的观点，解释了很多长期困扰伤寒界的问题，颇得读者好评，被后学者推崇为"齐鲁伤寒学派"创始人。

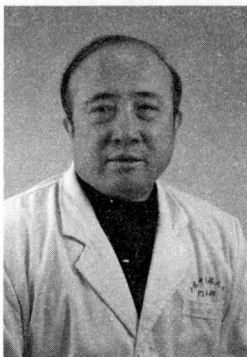

姜建国　生于1953年4月，山东省荣成市人。为山东中医学院首届伤寒专业研究生，师从徐国仟、李克绍老师。教授、博士生导师。被评为"山东省省级教学名师""山东省名中医"，为全国第五批老中医药专家学术经验继承工作指导老师。获国家中医药管理局项目资助建立"姜建国名医工作室"，主持国家中医药管理局"齐鲁伤寒学术流派"建设项目。曾先后担任3版全国统编《伤寒论》教材主编，学术代表作有《伤寒思辩》《伤寒析疑》《伤寒释难》《伤寒论品读》等。

内 容 提 要

　　《伤寒论》为中医学经典著作，为历代医家必读之书，古今名医莫不以学好、用好伤寒作为重要的学业基础。然而，初学者往往苦于原书文辞古奥无从入手，临床医师则难明伤寒理法的运用之道。

　　李克绍先生为山东中医药大学八位元老专家之一，在全国伤寒学术界享有盛誉。《伤寒解惑论》为其学术代表作。书中提出的学习伤寒九种方法，为后学者从治学态度、治学思维方面提供了良好范例。作为先生的入门弟子，有责任将先生独特的学术观点、学术成就介绍给大家，以薪火相传。本书着重围绕"李克绍先生传记""《伤寒论》中几个基本概念的认识""学习《伤寒论》应注意的几个问题"及附篇"伤寒方古为今用"四部分内容展开讨论。其中加入了我们多年来研读《伤寒解惑论》的体会，以阅读提示的形式，引领读者带着问题思考，以提高分析问题、解决问题的能力。

编 写 说 明

李克绍先生的《伤寒解惑论》，虽是一本不足10万字的小书，却以其独到的学术观点、缜密的论证思维，在全国伤寒学术界引起巨大的反响，影响甚至波及海外，奠定了先生在当代伤寒界名列前茅的学术地位。以小见大，引人深思。

《伤寒解惑论》中提出的20余个独到的学术观点，真正被统编教材采用，且被全国伤寒界共同认可的并不多。虽然如此，却有一个特殊现象：赞同先生观点的自不必说，即使反对先生观点的，也都不得不承认《伤寒解惑论》是一部特色鲜明、观点新颖、成就不凡、影响极大的专著。这又是很值得深思的。

伤寒学说，源远流长，学术流派，百家争鸣。从伤寒研究的历史长河看，《伤寒解惑论》也仅属一家之言。学习《伤寒解惑论》要有大局观，学习的真正意义，不在于认同先生的学术观点，更为重要的是，通过书中对疑难问题的驳析，从中汲取先生治学态度、治学方法、治学思维方面的营养。

学习李克绍先生的《伤寒解惑论》有利于培养更多的优秀伤寒研究者，也有利于提高中医医师的理论思维能力和临床辨证水平。作为先生的学生、弟子，有责任将先生独特的治学思维和学术观点介绍给大家，以薪火相传。2002 年开始，我们在山东中医药大学开设"李克绍与《伤寒解惑论》"选修课，受到全校学生的欢迎，听课人数几近爆棚，说明了先生的学术思想所具有的巨大影响力。

《伤寒解惑论》，先是在《山东中医学院学报》1978 年第 1、2 期连载，同年由山东科技出版社出版，1979 年重印。全书 9.3 万字，共分 4 章，另加附编。

第一章是《伤寒论》简介。主要介绍了《伤寒论》的成书年代、版本流传及六经辨证要点等。

第二章是《伤寒论》中几个基本概念的认识。主要谈了三个问题：一是伤寒与温病的关系。主要对《伤寒论》所论的伤寒究竟是广义伤寒还是狭义伤寒，结合温病进行了讨论。二是"三阴三阳和六经"。主要对阴阳各分为三阴三阳及在中医学中的运用，尤其在《伤寒论》中的运用，做了客观的分析论述。三是"伤寒传经的实质和伤寒日数的临床意义"。这部分内容很重要，先生用了较多的文字，对传统观点进行了详细的驳析，提出了新的传经理论。

第三章是学习《伤寒论》应注意的几个问题。这部分内容实质是先生从谈《伤寒论》的学习方法入手，阐述如何运用辩证思维、逻辑思维、求异思维、逆向思维，研究分析《伤寒论》中的疑难争论问题，并从中提出许多鲜明独到的学术观点。先生的多数学术观点都是在这一章阐释的，因此，这一部分是《伤寒解惑论》的重点内容。

第四章是"《伤寒论》六经串解"。先生以通俗精辟的语言，以本、兼、变证为纲，对六经病篇的内容进行了概括性的论述。

附编是"伤寒方古为今用"。列举了先生及他人运用经方的临床医案，共举出 12 个经方，20 个医案。所举案例，或是具有典型的辨证意义，或是具有特殊的辨证意义，反映了先生等运用经方的独特经验及经方的显著疗效。

"《伤寒论》简介""《伤寒论》六经串解"两部分，是本科教学的主要内容，在此略而不谈。本书着重围绕"李克绍先生传记""《伤寒论》中几个基本概念的认识""学习《伤寒论》应注意的几个问题"及附编"伤寒方古为今用"四部分内容展开讨论。其中加入了我们多年来研读《伤寒解惑论》的体会，以阅读提示的形式，引领读者带着问题思考，以提高分析问题、解决问题的能力。

本书作为李克绍伤寒学术思想的研究著作，难免有所错漏，敬请读者斧正。

姜建国

2014 年 10 月 16 日

目　录

第一讲 李克绍先生小传

李克绍，字君复，1910年10月出生于山东省牟平县龙泉乡东汤村的一个农民家庭。其父务农兼有蒸茧技术，每年秋收完毕，便赴东北缫丝厂工作，翌年春暖回家，从事田间劳动，勤劳朴实，生活俭约。先生一生，勤勤恳恳，朴实无华，与幼年的家庭熏陶是分不开的。

先生7岁入学，读完四年制国民小学，又入高等小学读了三年，毕业后因家中经济条件有限，已无力继续深造。适值山东军阀提倡读经，东汤村西头的龙泉小学也办起了读经补习班，这个班近在咫尺，才使先生得以勉强就读。在补习班攻读了五年，主要课程是四书、五经、《左传》、古文、古诗等。这些课程，奠定了先生雄厚的古文基础，也为先生以后自学中医创造了极为有利的条件。

先生19岁当上了小学教师，接连做了10年的教学工作。因感伤农村缺医少药，因此一边教学，一边学医。利用课余、晚间、假日的时间，口不绝吟，手不停抄，终于在无师自学的情况下，粗通了《内经》《难经》《伤寒论》《金匮要略》《神农本草经》等经典著作，也阅读和背诵了很多后世医家有关方药、杂病等医籍。1935年参加了烟台市的中医考试，获得第二名的优异成绩。

先生有了合法的行医执照之后，便弃儒从医。曾在原籍自设药房开业，在当地群众中颇有声誉，而后在烟台、大连等地挂牌行医。但由于那时社会秩序混乱，所以时间都不太长。至新中国成立以后，先生在威海市联合诊所工作，1956 年，联合诊所由国家接收，改为卫生所。之后，调到山东中医学院任伤寒教研室讲师，自此定居济南，后又晋升为副教授、教授，曾任伤寒教研室主任。兼任全国仲景专业委员会顾问，并应聘为张仲景国医大学名誉教授。1984 年参加九三学社，翌年加入中国共产党，其传略被《中国当代名人录》收录。

先生博览群书，学识深厚，医理精湛，从医从教 50 余年，发表了大量的学术论著，在国内外极有影响。尤其值得一提的是，先生所著《伤寒解惑论》，一扫旧论，见解独到，观点新颖，可以说是当代《伤寒论》研究的突破性成果，影响远及新加坡、日本等地，深受国内外中医界好评。此书奠定了先生在《伤寒论》研究史上的地位。

一、锲而不舍，自学典范

先生乃自学成才，弃儒从医。当时为什么不学西医而学中医？这是因为受到反对中医者的启示。事情是这样的：先生开始学医盲目购买的第一本医书，是日本下平用彩所著、浙江汤尔和译的《诊断学》，是当时比较先进的西医书。汤氏反对中医，在该书的序言中说："吾固知中医之已疾，有时且胜于西医，但此系结果，而非其所以然。图以结果与人争，无以时。"意思是说：我当然知道中医治病，有时比西医效果好，但这只是治疗效果，而所以取得这些效果的道理，中医则讲不出来。既然讲不出道理，只用治疗效果同别人争论，那是不能说服人的。看了这段话，先生发现连西医也承认中医治病不比西医差，只不过因中医讲不出西医学的道理，才瞧不起中医。他想："结果"和"所以然"何者重要呢？我不可能知道汤氏本人如果得垂危之病后，他是明白地知其所以然而死去，还是想法活着而宁肯暂时不知其所以然。

作为一个治病救人的医生来说，都会以救人为第一目的，毫不犹豫地选择后者，而不会由于暂时讲不出道理，便把行之有效的治疗方法弃而不顾，听任患者死去还可如汤氏般宣称"可告无愧"。先生曾说："世上真有无因之果吗？中医能愈病，必有其所以然的道理，中医已经有一套非常完整的、系统的理论做出了令人信服的解释，所谓'其所以然'，只能是说用西医的理论不能解释中医中药治病的道理所在。另外，对中医中药治病即使目前尚难得到令人信服的解释，也不应作为中医不科学的证据。科学领域的未知数太多了，'知其然，而不知其所以然'，这不仅是中医学有这样的问题，其他学科，包括西医也有这样的问题。'行易知难''不知亦能行'，这是近代革命家孙中山先生的哲学思想。他在《建国方略》的'心理建设'中，以饮食为例证明不知亦能行。他指出，很少有人完全了解饮食入腹后的详细消化过程，也很少有人了解人体正常生理需要哪些营养，以及哪些食物各具哪些营养，但是人们还是每天都在进食的。这证明不知并不碍行。但汤氏却一定要抛弃中医疗效于不顾，偏偏在'所以然'上将中医一军，这显然是错误的。"既然中医有良好的疗效，相信有效果必有其所以然的道理，先生坚定了学习中医的信心和决心。

先生家境并不充裕，学医又无家传师承，从旧社会一个普通的小学教员，到晚年成为国内外知名的中医学家，靠的是孜孜不倦、锲而不舍的进取精神。先生早年爱好广泛，书法、音乐、戏剧、文学等，无不涉猎，而当立志学医之后，便放弃了这些爱好，把全部精力放在医学上。先生数十年每日晨起必读，夜晚笔录，已成习惯。而且，无论在家或外出，有暇便读，兴会所至，常废寝忘食，真有古人"三余""三上"之学风。先生读书每遇难解之处，从不放过，总是苦思冥想，直至得出满意的解答，方肯罢休。家境清贫，买书不易，故常借书手抄。正是这样认真地边读边抄，才使青年时读过的医学典籍，晚年还能背诵如流。先生常说："无师传教，养成了苦思的习惯；买书不易，锻炼了背书的功夫。"信奉"强记硬背，工夫不白费"，"读书百遍，其意自见"。这种刻苦的自学方法和精神，是先生学医成功的经验之一。

先生衣着俭朴，饮食随便，情志恬澹，不务名利，始终把研究学问、追求知识作为人生最大的乐事。他几十年如一日，专心致志于中医学的研究，直至晚年，仍手不释卷，勤于写作。正是经过终生不懈的努力，才使他无师自通，对中医学事业做出了不可磨灭的贡献，奠定了在当代伤寒学术史上的地位。《人才》杂志曾发表署名文章，介绍他的自学经验，作为自学成才的典范。

二、治学严谨，善于读书

先生素以治学严谨著称，最反对在学术上人云亦云，不求甚解，认为这是近于自我欺骗的不良学风。他读医书，也看注解，但决不盲从，而是认真探讨，反复论证。他常说：读书虽多而不求甚解，充其量不过一书蠹尔。当然，先生由于是自学中医，走了许多弯路，浪费了不少精力。但在多年的自学研究过程中，也逐渐形成了自己的一套读书与研究问题的方法。

（一）遍览群书，由博返约

先生说：古有言曰，"六经根底史波澜"。是说要想写出一篇有价值的文章，首先要把"六经"（《诗》《书》《易》《礼》《乐》《春秋》）吃透、记熟，这是基础，还须有历代的史料，加以充实和润色，才能把文章写得有声有色，有证有据，波澜起伏。先生认为中医学的根底是《内经》《难经》《神农本草经》《伤寒论》《金匮要略》等。这些经典著作，对于中医的生理、病理、药理、诊断、治则等，都有重要的指导意义。不掌握这些，就会像无源之水、无本之木，而想把中医学得根深蒂固，是不可能的。但仅靠这些经典著作还不够，因为这些著作，究竟是原则性的理论较多。而这些理论，若不加以阐发论证，不结合临床体验，仍不易学深学透。这就要求学者，除经典著作外，还要广泛地阅读其他医家著作，尤其是历代名家的著述。"读书破万卷"，虽然因各种不同的条件限制，千卷、百卷也可能读不破，但每个学习中医者，都应该有这种雄心壮志。

　　中医学从汉代以降，距今两千余年，在这两千年中，堪称中医名家的至少也有数百人，他们的著作更是汗牛充栋，更仆难数。在这浩繁的卷帙中，学派不同，立说各异，互相补充者固然不少，互相矛盾者亦往往有之，若不加以分析归纳，去伪存真，则阅读得越多，就越杂乱无章。故只博读还不行，还要由博返约，才算真正学到手。先生认为所谓的由博返约，是从全面资料中，归纳出几个重点，从不同的现象之中，找出其共同的规律，这并不是一件易事，不下大工夫，不学深学透是做不到的。比如陈修园在著作《医学三字经》中，有这么几段话："追东垣，重脾胃，温燥行，升清气。""若子和，主攻破，中病良，勿太过。""若河间，专主火，遵之经，断自我。""丹溪出，罕与俦，阴宜补，阳勿浮。"他把李东垣的用药规律归纳为"重脾胃，升清气"，把张子和的用药规律归纳为"主攻破"，把河间诸说归纳为"专主火"，把朱丹溪的《格致余论》等归纳为"阴宜补，阳勿浮"。这就是由博返约。这样的归纳，言简意赅，易于掌握，也便于记忆。

　　对于金元四大家，先生还从其治疗技巧上又做了进一步归纳。东垣诸方之所以补而不壅，全在于补中有行。如升麻、柴胡、陈皮、木香等气分药，都是他常用的配伍之品。河间诸方之所以寒不伤中，全在于寒而不滞。其常用药如走而不守的大黄、芒硝自不必说，就是守而不走的芩、连、栀、柏等，也都与枳实、厚朴、木香等气分药合用，使苦寒之药只能清火，不至于留中败胃。

他虽然有时也纯用守而不走的苦寒剂，如黄连解毒汤等，但这是少数。子和主攻破，毕竟是施于经络闭塞或肠胃瘀滞之实证，如果不实而虚，即非所宜。丹溪养阴，也是在误服金石燥烈药，元阴被劫、相火妄动的情况下才相宜，如果阴盛阳衰，亦为大忌。

先生在初学金元四家学说时，觉得四大家各不相同，究竟哪一家好呢？在学习中又把四家学说作了归纳：张子和的攻破，是去邪以安正；李东垣的重脾胃，是扶正以胜邪。当正虚为主时，采用东垣法，邪实为主时，采用子和法，二者并不矛盾。刘河间之寒凉，是泄阳盛之火；朱丹溪之补阴，是治阴虚之火。两家都能治火，只是虚实有别。通过先生这一归纳，主次有别，泾渭分明，临床就可以根据邪正虚实，取各家之长，对证选方，并行不悖。这就是由博返约。

（二）尊重古人，不迷信古人

遍览群书是要把前人的经验智慧继承下来，然而前人的说教，并非都是金科玉律。先生认为：任何名家权威，都会有千虑之一失。这就要求我们，既要尊重古人，又不迷信古人。读书要善于去伪存真，瑕瑜分明。他举《内经》《难经》为例，《内》《难》是中医理论的宝库，但这些宝贵的经典著作中，也存在着脱离实践的糟粕。如《灵枢·经水》，以我国河流、江、淮、湖、海等比拟十二经脉，意义就不大。《灵枢·阴阳二十五人》认为，人从七岁起每加九岁，如十六岁、二十五岁、三十四岁、四十三岁、五十二岁、六十一岁，皆为形色不相得者的大忌之年，这更是形而上学。《难经·四十一难》解释肝脏为什么有两叶，认为是"去太阴尚近，离太阳不远，犹有两心，故有两叶"。《难经·三十三难》用五行解释肝肺，不但把五行讲成教条，且说肝在水中生沉而熟浮，肺在水中生浮而熟沉。其说法也与客观事实不符。还有《十九难》的"男子生于寅""女子生于申"等，星相、子平者流引用这样的术语，还有可说，若在有关生命的医学著作中引用，岂不荒谬！

所以，先生强调，读经典著作要一分为二。就是对其注疏，阅读时也要有分析、有批判。有的竟不是错在经典原作上，而是错在注疏上。如果不加以分析，照搬不误，就会自误误人，流毒无穷。先生举《伤寒论·辨脉法》中的"风则伤卫，寒则伤荣"为例，认为不管这是王叔和加入的，或是《伤寒论》所固有的，都是似是而非的不可捉摸之词，尽管这种学说已经延续了近两千年，也不要人云亦云，不懂装懂。再如伤寒传经之说，本来一部平易近人的外感、内伤辨证学，却用什么循经传、越经传、首尾传、表里传、传足不传手等虚构之词，把《伤寒论》越讲越离奇，越讲越糊涂，越讲越脱离临床。如果读了不加批判，就不如不读。孟子曾说："尽信书则不如无书。"尊重前人是必要的，但是"信而好古"，则会泥古不化，只有经过一番分析之后，才会探得真谛，才有真知灼见。

（三）钻得进去，跳得出来

先生认为学习中医学，根据内容的不同，大概可分为两种情况：一种是以物质为基础的，如生理、病理、药理等，这些必须仔细钻研，学深学透，牢牢记住，不可模棱两可，似懂非懂。另一种是属于象征性和概念性的，如五形生克、"心为君主之官"等，这些只要明了它的指归、大意就可以了，不能在字句上吹毛求疵。因为这样往往形成钻牛角，走进死胡同。如前面提到的"风伤卫，寒伤荣"的问题，对这个问题的分析，先生就采取了钻进去的方法。什么程度上算是风？风又为什么选择了卫？什么程度上算是寒？寒又为什么选择了荣？这不是钻牛角尖，是正确的学习态度。先生为了解决这个问题，查遍了自己所能找到的一切注解，尤其是一些名家的注解。多数人公认的是：风属阳，卫亦属阳；寒属阴，荣亦属阴。那么风之所以伤卫，寒之所以伤荣，是以阳从阳、以阴从阴的缘故。先生认为这样的注释太玄妙了，不能人云亦云。于是结合《内经》，详细阅读，仔细推敲，终于发现，并不存在什么"阳从阳""阴从阴"的奥秘。太阳中风和伤寒，有汗和无汗，只不过是卫气受邪后的开合失司而已。这样，从病理得到了正确的解答，就是钻进去了。

先生认为：要钻得进去，还要跳得出来。钻进去，跳出来，是辩证的统一。因为只有钻得进去，才能跳得出来。如吴鞠通跳出伤寒圈子，并非他不钻研伤寒，相反的，是已经在伤寒方面下了很大的功夫，但在临床上单走伤寒这条路又走不通，才跳出伤寒圈子而另走新路——撇开六经辨证，改用三焦辨证；不用辛温发汗，改用辛凉解表；不必先解表后攻里，也可以表里双解或先泄下，使下后里气通而表邪亦解。这足以证明，只有钻得进去，才能跳得出来。

（四）不求甚解，必求甚解

不求甚解与必求甚解，一般都认为这是学者读书的两种学习态度，其实这不应看作学习态度，而应看作治学方法的问题。好读书不求甚解，是晋朝陶渊明提出来的，像他这样有学问的人，学习态度还能值得怀疑吗？

作为学习态度而言，不求甚解是糊涂过关，对高深难的问题，不敢接触，畏于研究。而必求甚解则与此相反，凡事都要问几个为什么。两种学习态度对比，前者安于自我欺骗，而后者却是积极的、正确的。

先生认为：作为治学方法而论，这两种方法要根据不同的学习内容另做评价。如中医这门学问，其内容，包括名词术语在内，有象征性的、概念性的，也有属于实质而具体的。如"三阳为父""三阴为母""三阴三阳的开阖枢"，以及"肝为将军之官""肺为相傅之官"等，这些抽象的概念，只求明白其大意，弄清其精神实质就可以了。这也可能是陶渊明不求甚解的真正含义。若硬将这些术语与"父""母""将军""相傅"相对证，指这指那，说短论长，就必求深反凿，陷进去而拔不出脚来。至于另一些，如"阳不归阴""清阳下陷""血中之气""气中之血""引火归原""滋水涵木"之类，都是有关生理、病理、药理的具体说明，属于实际性问题，则必须追个究竟，不能轻易放过。如果借口"不求甚解"，囫囵吞枣，就永远学不到真理。

（五）自学善思，教学相长

韩愈《师说》："古之学者必有师。"《礼记》："独学而无友，则孤陋而寡闻。"《易·兑卦》："君子以朋友讲习。"这些都说明拜师访友是学者求学问、求进步的有效之路。但良师益友固然重要，却不是关键的问题，俗话讲得好："师傅领进门，修行在各人。""大将能与人以规矩，不能与人巧。"可见学习的关键仍在于主观努力。

先生的学习既无师承，也无益友，基本上是自学。这并非他最初认识到自学比拜师访友重要，只是因所处的环境是农村，不必说名医，就是连普通医生也凤毛麟角。拜谁为师？哪里访友？只好埋头苦学了。先生在自学中，遇到的难题很多，常苦思冥想，而一旦有所悟，却又记得非常牢固，比只听人讲深透多了。所以先生对于医学中的某些问题，常有与人不同的看法。这并非他喜欢标奇立异，可能是思维天马行空，不受框框的影响，破旧就比较容易的缘故吧！所以他常说："凡事都要一分为二，缺乏良师益友，迫使我主观努力，坏事也变成好事。"

即使有良师益友，仍应通过自己的主观努力，把师友的见解化为自己的知识。

先生认为：对老师一定要谦虚，但老师也是普通人，不会白璧无瑕，处处正确。学习就应采取这样的态度。转教学生，也应提倡学生采取这样的态度。先生还说："余在《伤寒论》的教学中，就有几个问题，是在同学提问的启发下，才得到解决的。孔子说过'三人行必有我师'，就是这个道理。"

三、临证灵活，斲轮老手

先生对中医理论，学得扎实，用得灵活。其辨证常出新意，其用药常出奇兵。故临床处方，有其独特的风格。善用经方，但又不限经方，常以己意自制新方。处方用药颇得仲景心法，轻巧而灵活，药简而效速。

先生说过：初学中医时，有一个想法，就是不全面掌握中医，绝不临床看病。这个想法经实践检验，真是太幼稚了。内外妇儿、伤寒杂病，头绪纷繁，千变万化，要掌握全面，非倾注毕生精力不可。而且要学，就要结合临床，如果脱离临床，又想学得全面，岂非纸上谈兵？可是先生是在没有老师指导的情况下自学中医的，无师指导搞临床，比无师指导啃书本难度更大。因为啃书本，先生有古文基础，而搞临床却没有基础。因此，对于行医来说，走的弯路更多。弯路多，失败的教训也就多了。但是这些失败的教训，正好可以作为后学者的借鉴。

（一）"医之所病，病方少"

先生之学医，是自背书起始的；先生之行医，亦是自背书起始的。1935 年，烟台专署考试中医，先生就凭着背书熟，被录取为第二名，成为正式医生。先生接诊的第一个患者，为所在村中一个年约四旬的男性，患者自诉气短，别无他症，经过医生多次治疗无效，先生想起《金匮要略》"夫短气有微饮，当从小便去之，苓桂术甘汤主之，肾气丸亦主之"。于是采取第一方：茯苓、桂枝、白术、甘草，原方与服（当时尚不会加减变化），不想只服下一剂，症状竟完全消失。自此背书、行医的信心也大增。

此后，求诊的人就逐渐多起来了。先生原先所设想的全面掌握之后再行医，实际也不可能了。在初行医的这段时间，主要是以背为用，照搬照抄。如一少妇，时而少腹攻冲作痛，先生就想起"妇人少腹气攻冲，肋腹刺痛当归芎"；有一患者突然一时失去知觉，又想起"乌药顺气芎芷姜，橘红枳桔及麻黄"。总之，这一期间，每遇一病，照本处方，不加不减，竟也取得了一些疗效。

然而，这种刻舟求剑式的看病用药，终究是低层次的，所以不效者多。还有一些病是书上所没见到过的，当然无从出方。于是，随着临床的逐渐深入，开始感觉到所读的书、所记的方太少了。"医之所病，病方少"，这正是先生那时的真实写照。他说："我记的方子虽然少，但也全部背诵了汪昂的《汤头歌诀》《医宗金鉴》方，陈修园的《长沙方歌括》《时方歌括》，陈元犀的《金匮方歌括》，还有选择地记诵了一些《温病条辨》方，《医林改错》方等等。如果这些还不够，难道说非要把历代方书，如《太平圣惠方》《和剂局方》等，通通背下来不成？那是不大可能的。这时我对自己能否学好中医，曾经打了个问号。"

先生认为对"医之所病，病方少"，当辩证地看。先生开始每次临证，为了避免临时手足无措，因此每次临证之前，胸中总要先储备一些成方。在病家邀诊时，必先问问病人哪里不痛快？如说头痛，就把有关治疗头痛的方子默想一遍，记不清的再查一遍书，务必在赴诊前胸有成竹。既至临证，又往往把所见的症状硬往所记的方子上套。就连诊脉，也往往是这个方子需要什么脉，而患者的脉仿佛也正好是这个脉。总之，常把患者的脉症，强行纳入事先想用的方剂范围之内。如此，有些病自然治不好。方既不灵，对中医能否治病自然产生了怀疑。"病方少"，说明作为一个中医应该多读书、多背方。但方子背了不少，临证也有成方，为什么还治不好病？这时先生逐渐认识到，看书少是绝对当不了好医生，看书不少也不一定当得了一个好医生。为什么呢？关键是过去的所谓"学"，只是皮毛，实际中医"辨证论治"的真谛，并没有真正学到手。有了这一番认识之后，使先生的学习和临床，有了一个新的飞跃。

（二）胸中无半点尘者，才可临床

清代伤寒注家柯韵伯谓："胸中有万卷书，笔底无半点尘者，始可著书；胸中无半点尘，目中无半点尘者，才许可作古书注疏。"就是说，无论著书，或为古书作注，都必须摆脱一切先入为主的框框。先生认为著书如此，作注如此，看病亦如此。并且指出：所谓飞跃，指的是不再重视成方了，而开始重视"辨证论治"，重视辨证的思维和方法的研究。逐渐在临证前不准备成方了，而是注重运用中医的基本理论和四诊方法，去观察患者的各个方面，抓住疾病的本质，选用对证之方。并且在无成方可用之时，自组对证之方，而这些自组方，也确实取得了不少满意的疗效。先生有些自创经验方，如鼻渊方、肾炎方、迁肝方、肺胀方等，药味不多，效果很好。就在此时，他才真正尝到了中医的甜头，才走进自由王国。

先生经过死套成方的失败后，深深感到自己临床的"尘"太多了，书也读"死"了。知常达变，活法无常，随证治之，才是中医的精髓。所以，他指出：只有胸中无半点尘者，才会临床行医，诊病处方。只要胸中无"尘"，临证随手拈药组方，也会效如桴鼓。现举几个简单的实例说明之：

案一：一个十余岁的患儿，西医诊断为"癫痫"，去过不少医院，中西医久治不愈。问病知是在夏月烈日当空的野外割草时晕倒后发病的，此病当属于中医之"暑厥"。便撇开一切治癫痫的成方不用，以生脉散加蜈蚣、僵蚕、全蝎等入络行痰镇静药，十余剂治愈，从未再发。

案二：一癫痫频繁发作的中年妇女，也是中西医久治不愈，经先生诊治，认为心下有痰饮，治以桂枝去桂加茯苓白术汤略为加减，不但癫痫治好了，就连多年的胃脘痞满也治好了。

案三：一青年患中耳炎，历时半年，服药近百剂，始终无效。先生诊视，脉迟舌淡，耳流清水，不浓不臭。便排除一切治耳消炎方，予以四君子汤加炮姜、白芷，一剂效，三剂愈。

以上三案，都不是什么难治之病，为什么久治不愈呢？因这些医生胸中只有成方，而且抛弃辨证，又不善于用经方，"尘"太多了，才使患者久治不愈。

先生从摆脱教条、注重辨证之后，不但对于临床治病比以前更有把握，而且对于阅读医书，也觉得和从前不一样。从前他只喜欢看有方有药的著作和开门见山的医案，而对于理论性的著作和像《临证指南医案》那样需要加以分析的医案，就看不进去。可是对辨证有了深刻的体验之后，治学态度发生了根本的转变，不但喜欢看理论性的著作，而且看病案也有了自己的分析鉴赏和批评能力。从教以后，先生始终对现行的各科临床教科书不满意，主要认为在"辨证"上写得不深不透，分型分得太死，在一定程度上接近于教条。因此，先生主讲的伤寒论课程，从来不用统编教材。

四、诲人不倦，一代良师

先生从教近40年，可谓桃李满天下。先生不但学术观点独到，教育思想和方法也颇具特色。他教育学生，首先是提倡要善思。力主用辩证思维与逻辑思维学习中医，主要开发学生发现问题、解决问题的能力。他认为强记硬背固然重要，而对学习中医来说，辨证论治的思维方法更为重要。所以他讲课往往是引而不发，课堂有"三问法"，就是：是什么？为什么？怎么样？他常说，中医的流派太多了，仁者见仁，智者见智，彼亦一是非，此亦一是非，如不善于加以分析，不善于思考，就必然如堕五里雾中。

先生教学的另一个特点是，处处注重与临床相结合。他认为中医的理论虽然具有思辨性的特点，但最终理论是指导临床的。研习中医学切忌脱离实际，空谈理论。

先生行医，始于医疗条件最差的农村，不但有大量的实践机会，而且广大劳动人民生病后，多任其自然发展，因此得以观察到不少疾病的初起、发展、转归的全过程，所以能从临床的角度，把教材的内容讲得更生动形象，学生不但喜欢听，而且记得牢。有些毕业多年的学生，还经常提到，他们至今对先生讲授的伤寒论课记忆犹新。有些学生说，他们临床之所以喜用经方，与先生教学有方是分不开的。

先生八十高龄时，虽然不给本科生授课，仍然带着研究生，一心一意为培养中医接班人而努力工作着。他平时寡言笑，但每有学生或青年教师来访，请教学术问题时，便口若悬河，常谈至深夜。有人劝他注意娱乐和休息时，他总是说："得天下英才而教育之，就是古人的三乐之一。"

他还以身作则，教育青年一代要奋进不息。虽以耄耋之年，仍手不释卷，孜孜以求。他常引孔子的话"及其老也，血气既衰，戒之在得"以激励自己。"戒之在得"，说明先生虽已迟暮之年，进取之心仍很坚强。

五、求异创新，伤寒大家

伤寒学说研究，是先生学术思想的主要组成部分。先生从事《伤寒论》教学与研究达三十余年，以其丰富的经验、渊博的学识，对《伤寒论》的争议问题、疑难问题，进行了广泛深入的探讨；以其独特的思维、非凡的勇气，对伤寒学说中某些传统的观点，进行了大胆细致的驳析，从而提出了诸多新颖、独到的见解，形成了独具特色的李氏伤寒学术思想体系。

先生先后撰写出版了《伤寒解惑论》《伤寒论语译》《伤寒百问》《伤寒串讲》等伤寒研究专著，并撰写发表了 20 余篇伤寒学术论文。特别是《伤寒解惑论》的出版，在国内外伤寒学术界振动很大，从此奠定了先生在当代伤寒学术研究中的地位，成为全国颇具影响的伤寒学家。

湖南中医药研究院叶发正研究员撰写的《伤寒学术史》，在"现代伤寒名家对伤寒学的贡献"中将先生列于第二位（仅次于冉雪峰）。并指出：李氏研究《伤寒论》最主要的有两条原则，一是要与《内》《难》《本经》《金匮要略》相结合，但不要牵强附会。一要结合临床来体会，而不是在文字表面走过场。根据这两条原则，加之他有多年的临床经验、雄厚的古文修养、独特的思辨能力，所以他的论著享誉海内外，称得起现代的著名伤寒学家。

纵观先生的伤寒研究及著述，之所以能取得如此大的成绩及影响，关键就在于其专著也好，论文也罢，长篇也好，短篇也罢，总是独树一帜，观点鲜明，言之有物。之所以如此，关键又在于先生的文章思辨性很强，善于辨析问题，说理深透。以致凡读其文者，同意其观点也罢，不同意也罢，总能引起浓厚的兴趣，有一种非把此问题钻透的欲望。所以，我们认为学习先生的学术思想，重点不在掌握他的什么观点，而在于理解、学习他独特的辨证思维方法及勇于追求真理的治学态度。

先生对伤寒学术研究的建树是多方面的，综合观之，主要有三方面。

其一，对传统观点的剖析。如反对循经传、越经传、首尾传等不切实际的传统概念，提出传为发病之期、传为本经相传及六经皆有表证等新的传经理论；反对"风伤卫、寒伤营"的传统发病学说，提出风寒主伤卫分，风寒营卫不可凿分的观点；反对蓄水证是水蓄膀胱为太阳腑证的传统说法，提出三焦气化不利蓄水的观点；反对太阴大实痛是实在阳明的传统注释，提出脾络壅实，加大黄是破瘀行滞的观点等等。

其二，对争论问题的研究。如结合临床实际探讨厥阴病，提出分清厥阴病与一般伤寒及厥阴病篇条理科学的结论；综合分析热入血室证，提出血室即子宫及热入血室证单见于妇人的结论；联系阳明生理，运用逻辑思维讨论胃家实，提出胃家实单指有形邪结、大便秘结的承气汤证，不包括白虎汤证的结论等等。

其三，对疑难问题的创见。如对六经病欲解时的探析，系统论述了六经病欲解时的机理、运用及局限性等问题；提出柴胡证与少阳病的区别，揭示柴胡证与少阳胆火内郁在发病、证候、病机及治法上的不同；提出中风与伤寒的两种含义，一是以风寒致病特点分类太阳证型，二是以风寒相对属性分类六经证型等。

我们粗略做了统计，先生在伤寒学说的研究中，涉及比较重大的专题及比较有代表性的观点大约二十余项，可以说对伤寒学说的贡献是很大的。

第二讲　关于 "《伤寒论》中几个基本概念的认识"

这一部分主要阐述了对《伤寒论》的三个基本概念的认识。一是，《伤寒论》所论的伤寒，究竟是广义的，还是狭义的？就是说包不包括温病在内？二是，《伤寒论》以三阴三阳名篇，即所谓六经，六经的概念究竟如何？三是伤寒有传经之说，传经究竟是怎么一回事？

一、关于广义和狭义伤寒

这个问题主要涉及了延续数百年的"寒温之争"，先生谈了对这个问题的看法。先生指出：《素问·热论》说："伤寒有五：有中风，有伤寒，有湿温，有热病，有温病。"这说明，中医学中的伤寒二字，有广义、狭义两种不同的含义。广义的伤寒包括所有的热病在内，狭义的是五种伤寒之一。

对于《伤寒论》中所论的伤寒，究竟是广义的，还是狭义的，在中医界过去和现在，一直存在着这两种不同的争论。有

> 伤寒为什么会有广义、狭义之分？
>
> 古人为何会以"伤寒"，而非"中风""湿温""热病""温病"统称外感病？这体现了怎样的外感发病观？

人认为，《伤寒论》只是为伤寒而设，这个伤寒，是狭义的，并不包括温病。张仲景可能还有《温病论》，但是已经散佚了。或者说仲景只长于治伤寒，而短于治温病，如杨立山、王安道等，就是这样认为的。

另一部分人则认为，《伤寒论》的伤寒是广义的，是包括温病在内的，能治伤寒就能治温病，"后人不能出其藩篱"。这两派的争论，相持不下，一直延续到今天，还没有统一的结论。

《伤寒论》究竟是否包括了温病？能不能治温病？这个问题，应当以发展的眼光来看待。从《伤寒论》的内容来看，确实是包括了温病在内的各种不同的热病，但由于是历史上第一次总结，实践经验还不能说十分丰富，理论水平也不是十分完善，所以用现代眼光来看待的话，对于治疗伤寒方面，是比较完善了，而对于治疗温病方面，则不可否认是不够的。但也只能说是"不够"而已，而不能说不包括温病。譬如从方剂来看，桂枝二越婢一汤就是一张辛凉解表的方剂；温病学的化斑汤，就是《伤寒论》中白虎汤的加味；加减复脉汤、一甲复脉汤、二甲复脉汤、三甲复脉汤、救逆汤，都是从炙甘草汤衍化而来；增液承气汤，就是调胃承气汤去甘草加生地、元参、麦冬；坎离既济汤，就是黄连阿胶汤加生地、甘草；椒梅汤来源于乌梅丸；凉膈散来源于栀子豉汤。至于治则方面，举例说，叶香岩《外感温热篇》云："救阴不在血，而在津与汗，通阳不在温，而在利小便。"这实际来源于《伤寒论》中的芍药甘草汤、桂枝加附子汤和猪苓汤等。因为芍药甘草汤是养津以救阴，桂枝加附子汤是止汗以救阴，而猪苓汤是利小便以退热。这都足以说明，温病不但在方剂方面，就是理论方面，也都与《伤寒论》一脉相承。

温病学是在什么样的客观条件下创立的？

温病学说在《伤寒论》的基础上，不但有所发展，而且还有所改进。例如表证兼有里实证的，在《伤寒论》中，先汗后下是绝对必要的，而在温病学中则可以同时表里两解。又如《伤寒论》中的阳明中风，主以栀子豉汤，而温病学中三黄石膏汤所主治的症状，实际就是《伤寒论》中的阳明中风，疗效却远比栀子豉汤为好。还有"伤寒若吐若下后不解……循衣摸床，惕而不安，微喘直视，脉弦者生，涩者死"，论中仍主以大承气汤做孤注一掷，而在温病学中则有大、小定风珠和增液承气汤等，都比单用大承气汤更加稳妥而可靠。这些，都足以说明，温病学是《伤寒论》的进一步发展，来源于《伤寒论》，而不同于《伤寒论》。吴鞠通总结温病，著《温病条辨》，自称跳出伤寒圈子。可以说他确实跳出伤寒圈子了。因为在理论方面，从六经辨证改用卫气营血与三焦辨证；在药物方面，从麻黄、桂枝发展到薄荷、芦根、西瓜皮等。但也可以说，他仍然没有跳出伤寒圈子，因为温病本身就包括在《伤寒论》之中。不过由于时代的继续发展，药物的继续发现，理论的继续提高，到一定程度，也和其他科学一样，分科只是必然的结果罢了。

先生的这个结论是正确的。从《伤寒论》到温病学，从六经辨证到卫气营血辨证、三焦辨证，反映了外感病学术发展的必然规律。由此可以推论，寒温之争虽然促进了外感病学的进步，但也反映了部分伤寒学家与温病学家在治学思维方面的局限性。

寒温之争的意义是什么？寒温能否合一？应该如何合一？

二、关于三阴三阳和六经

先生谈的第二个基本概念是"三阴三阳和六经"。主要阐述了三阴三阳的产生和在中医学中的运用，重点论述了三阴三阳在《伤寒论》中用以代表疾病的类型及由此带来的以词害义问题。

先生指出：凡读过《伤寒论》的人，都知道伤寒是以六经辨证的，六经就是三阴三阳。三阴三阳是怎样产生，又怎样为中医学所运用的呢？下面谈谈这个问题。

古人分析事物的属性，起初只有阴、阳两个方面。后来由于只分阴阳，觉得还不够，也不能说明较为复杂的问题，于是又把阴阳各分为三，便成了三阴三阳——太阳、阳明、少阳、太阴、少阴、厥阴。

阴阳一分为三，是如何区分的？基本涵义是什么？基于怎样的哲学思想？

《素问·至真要大论》："愿闻阴阳之三也何谓？岐伯曰：气有多少，异用也。"是说：阴阳虽然能代表事物的两个方面，但是不同的事物的每一方面，其阴或阳总是有偏多偏少的不同，因而它的作用也就各不相同，所以又分为三阴三阳。

三阴三阳用到中医学方面，在《内经》就有用以代表风、寒、暑、湿、燥、火六气的，如《素问·天元纪大论》："厥阴之上，风气主之；少阴之上，热气主之，太阴之上，湿气主之；少阳之上，相火主之；阳明之上，燥气主之；太阳之上，寒气主之。"用以代表脏腑的，如《灵枢·经脉》，以太阳代表膀胱与小肠，阳明代表胃与大肠，少阳代表胆与三焦，太阴代表脾与肺，少阴代表心与肾，厥阴代表肝与心包络。由于各脏腑的经络，有由胸走手、由手走头、由头走足、由足走腹的不同，因此又把各脏腑及其经络区分为手三阴、手三阳、足三阴、足三阳。这样，就由六演变为十二，由抽象的概念，演变为具体脏腑经络的名称了。

三阴三阳在《内经》中是如何运用的？

三阴三阳在中医学中不但代表了六气、脏腑和经络，到了汉代张仲景著《伤寒论》又用以代表疾病的类型。如"脉浮、头项强痛而恶寒"为太阳病，"胃家实"为阳明病，"口苦、咽干、目眩"为少阳病，"腹满而吐、食不下、自利益甚、时腹自痛"为太阴病，"脉微细、但欲寐"为少阴病，"消渴，气上撞心，心中疼热，饥而不欲食，食则吐蛔"为厥阴病。这就是历代《伤寒论》注家所说的六经。

《伤寒论》中划分六种病型，本来是和六气、脏腑、经络都有着密切的关系的，所以也只有以三

张仲景是如何运用"六经"作为辨证纲领的？

阴、三阳命名，才最为全面，最为恰当。试看《伤寒论》中的篇名，只是"辨太阳病脉证并治""辨阳明病脉证并治"等等，而不是"辨太阳经病""辨阳明经病"，其原因就在这里。《伤寒论》的注家和读者们，都习惯于把三阴三阳叫作"六经"，"六经"读起来比"三阴三阳"方便，但是容易使人错误地认为"经"即"经络"之经，由此把人引入歧途。例如，有的《伤寒论》注家竟说：《伤寒论》只提足经，不提手经，是由于足经长，手经短，言足经就能包括手经。刘草窗竟进一步提出了"伤寒传足不传手"的谬说。他们直接把三阴三阳等同于经络，这都是从六经的"经"字引起的错误。柯韵伯在《伤寒论翼》中说："仲景六经，是'经界'之经，而非'经络'之经。"意思是说，六经之经是面，而不是经络之经的线，这一解释很正确。但是张仲景只提过三阴三阳，何尝提过"六经"？正如章太炎在《猝病新论》（现改称《章太炎医论》）中所说："仲景未直用'经'字，不烦改义。"

> 三阴三阳只见于医学领域，最初应用于为经络命名，其后逐渐演化为辨病、辨证论治体系。在这一过程中，仲景的《伤寒论》有哪些创见？

先生提出的关于"六经"概念的曲解问题，确实值得我们读古书时注意。注家的注疏对理解原文固然重要，但有时也难免因为注家的思维偏见、牵强附会，造成对原文的曲解。

三、关于传经实质与伤寒日数

先生谈的第三个基本概念是"伤寒传经的实质和伤寒日数的临床意义"。这个问题可以说是先生在《伤寒解惑论》中提出第一个反传统的学术观点，也是先生 20 余个独到观点中最为重要的观点之一。

传经问题，是伤寒学说中的一个重要问题，也是一个疑难问题。关于传经理论和运用，贯穿于六经病的始终。历代注家为此殚精竭虑，曲尽注释，并创造出诸如"循经传""越经传""首尾传""表里传"等名词概念，力求系统解释六经病的各种演变机理与形式。

> "循经传""越经传""首尾传""表里传"是后世医家创立的与伤寒传变有关的概念，为什么说这些概念与观点，与原著及临床均尽难合？

但这些传统的概念与观点，与原著及临床均难尽合，空玄抽象。于是先生进行了详细的分析辩驳，并提出了新的传经观。此后又撰写"论传经"的专文，进一步阐发这个问题。下面是先生的分析阐述：

外感病发生以后，总是每日每时在不断地变化，绝不会老是停留在原始的症状上。这些变化的结果，除了自愈者外，其余的在《伤寒论》中，有的叫作"传"，有的叫作"转属"或"转入"。后世注家的所谓"传经"，就是以此为根据，又加以主观想象和神秘化而造出来的。

《伤寒论》中的"传"或"转属"，究竟是怎么一回事呢？是不是如后世的所谓"传经"那样神秘难测呢？

现分析说明如下。

原来外感发病的初期，三阴三阳的症状并不典型，患者只是觉得"发热恶寒"或"无热恶寒"，并酸懒不适而已。这种现象，我们暂且称之为六经发病的前驱期。在前驱期中虽然还看不出将来要发展为哪一经病，但是也可以做出一个大概的估计，这就是"病有发热恶寒者，发于阳也；无热恶寒者，发于阴也"。这是因为，如果恶寒的同时又发热的话，就说明患者阳气素盛，大概将来会定型于三阳；如果只恶寒而不发热，说明患者阳气素虚，将来必定型于三阴。至于什么时候定型，也就是三阴三阳前驱期的长短，也有其临床的大体经验。一般是太阳病可以没有前驱期，一得病当天就会"脉浮、头项强痛而恶寒"，顶多只是短暂的"或未发热"而已。而阳明病则是"始虽恶寒，二日自止，即自汗出而恶热也"，现出阳明的特征，终于"三日阳明脉大"，成为典型的阳明病。至于少阳病的"口苦、咽干、目眩"，则多出现于第三日，这从"伤寒三日，少阳脉小者，欲已也"反面证明：伤寒三日脉不小，就要出现"口苦、咽干、目眩"的少阳病。由此可见，三阳发病，由前驱期到各经具体症状的出现，大概是太阳病在第一日，阳明病在第二日，少阳病在第三日。然而临床常有不少发热恶寒的患者，未经治疗，也并不出现任何三阳病的症状，竟会逐渐寒热消失而自然痊愈。因此论中又说："伤寒一日，太阳受之，脉若静者，为不传。"又说："伤寒三日，少阳脉小者，欲已也。"说明在这前驱期中，阴阳气血有可能重新得到调整，就不发展为三阳病；或者这根本不是什么病的前驱期，只不过是一种轻度的外感，所以发生于肤表，也消失于肤表，而不向前发展。

至于三阴病典型症状的出现，也有其临床的大体规律。三阴病的前驱期是无热恶寒，既然发不起热来，说明是阳虚体质，病情就会向里虚里寒的三阴方向发展。这就可能"伤寒四五日，若转气下趋小腹者，此自欲利也"，这就是传入太阴。或者"至五六日，自利而渴者"，"属少阴也"。如果六七日不解，出现手足厥，无论是寒厥

> 先生认为"传"与"转属"是疾病变化的不同形式。论中多次出现的"经""经尽""到经""过经""再经"等概念也与传变有关，这体现了《伤寒论》论述疾病诊疗规律方面具有什么样的特点？

或是热厥，则为病入厥阴。这样看来，三阴病典型症状的出现，其先后次序，大概是太阴病是四五日，少阴病是五六日，厥阴病是六七日。但是无热恶寒的患者，是否都要出现三阴病，也不能肯定。因此论中又说："伤寒三日，三阳为尽，三阴当受邪，其人反能食而不呕，此为三阴不受邪也。"可见三阴病也可能在前驱期中阳气恢复而停止发展。或者这也根本不是什么病的前驱期，只不过是阳虚者的轻度外感罢了。

不管怎样，从以上分析可以看出，三阳病的出现，有一个发热恶寒的前驱期；三阴病的出现，也有一个无热恶寒的前驱期。由前驱期进入出现各经的症状期，就叫"传"。柯韵伯认为，"传"，就是《素问·水热穴论》"人伤于寒，传而为热"之"传"，就是变化了的意思。

具体说来，就是由三阳病或三阴病共有的前驱期，变成可以明确划分为某一经经病的症状定型期，这就叫"传"。

还可以看出，前驱期的长短，三阴病和三阳病也各不相同。太阳病很少有前驱期，阳明病是二日以后，少阳病是三日以后，太阴病是四日以后，少阴病是五日以后，厥阴病是六日以后。这就说明：病情越深重的，其前驱期越长，病情较轻浅的，其前驱期也较短。后世注家，不把一日太阳、二日阳明、三日少阳、四日太阴、五日少阴、六日厥阴看作其前驱期的长短，却把一、二、三、四……理解为六经病互相传递的日期和先后次序，认为伤寒第一日，应当发为太阳病，第二日太阳病应当传给阳明经，变成阳明病，第三日再由阳明病传给少阳经，变成少阳病……以致最后变成厥阴病。为什么产生这样的错误呢？这是由于：一是把三阴三阳六经错误地认为是经络之经；二是把同一经病的前驱期和定型期，看成是两个病；三是错误地把"传"理解为这一经病传给另一经病，成了"传递""传授"之传。注家并引用《素问·热论》"伤寒一日，巨阳受之……二日，阳明受之……六日，厥阴受之"作为日传一经的论据。还认为，日传一经，依次相传，是伤寒的一般规律。但是临床并未见到日传一经这样的事实，于是又强为解释说：这是一般中之特殊，传经中之例外云云。其实，《素问·热论》的几日某经受之，何尝是指这一经传给那一经，其实质精神，同样是指的由前驱期进入典型症状期。

《伤寒论》中的"传"，并不是说这一经病变成另一

经病，已如上述。但是临床上由这一经病传递给另一经而变成另一经病的情况，确实是有的。譬如："太阳病，若发汗，若下，

先生的传经观点与传统观点有何区别？其合理性在哪里？

若利小便，此亡津液，胃中干燥，因转属阳明"；"本太阳病，初得病时发其汗，汗先出不彻，因转属阳明"；"太阴者，身当发黄，若小便自利者，不能发黄，至七八日，大便硬者，为阳明病也"；"本太阳病，不解，转入少阳者，胁下硬满，干呕，不能食，往来寒热"；"本太阳病，医反下之，因而腹满时痛者，属太阴也"等等都是。总之，或因误治，或是自然演变，由这一经病变成另一经病，是常有的。但是这不叫"传"，而叫"转属"或"转入"。"转属"和"传"不同，传之前的前驱期和传之后的典型症状期，其临床表现虽然不同，但前后仍是一个病。而"转属"就不同了，转属之前是一经病，转属之后又是另一经病。虽然在现代医学看来，这可能是一种病的不同阶段，而在《伤寒论》中，则由于属性和治则的显然不同，就要划分为两种不同类型，而成为两种病了。

总而言之：①传，是同一经病的深化。转属，是病位和属性的变化。②不但每一经病的前驱期进入定型期的"传"，可有大概的日数作参考，就是定型后的"转属"，也可以根据日数划分阶段来观察。大体是以六日为一过程，也叫"经"。第二过程终了，叫作"经尽"，进入第二过程，叫作"再经"。第一过程，是不典型到典

型，是疾病的进行期。第二过程是疾病的变化期。变化有两种可能：一是向好的方面变化，包括病情缓解或痊愈在内，论中所说"太阳病，七日以上自愈者，以行其经尽故也""发于阳者七日愈"就是。如果患者是无热恶寒，四五日未出现太阴病，五六日又未出现自利而渴的少阴病，六七日又不出现厥，那就是里阳恢复，就是论中所说的"发于阴者六日愈"；另一方面是向坏的方向发展，包括转属阳明、转属少阳，也包括蓄水证、蓄血证、发黄证、结胸证等在内。这些变化，都是从受病之日起，邪正斗争，阴阳气血由渐变而突变的结果。

凡变证之由于自然演变而成的，大体都有日数可供参考。但如果是由于治疗或治疗不当而变的，

> 《伤寒论》中的日数在辨证方面有什么意义？

其变化就不受日数的限制，就像太阳病发汗而愈就不需要"七日以上"一样。但是误治以后的结果，除了关系到所采取的治疗方法以外，也取决于内在因素，而内在因素的形成，仍然与日数有关。譬如太阳病发汗因转属阳明，只有在胃肠道逐渐化热化燥的情况下才能促成。如果是初得病的一二日，内未化热化燥，即使过汗，也只会亡阳，不能转属阳明。又如论中的变证，有不少是由于"太阳病下之"所促成的。太阳病而竟误用下法，就提示可能是太阳病虽然未解，而阳明已在化热化燥了，这也必然与日数有关。正因如此，所以在什么情况下发汗会亡阳，什么情况下发汗会转属阳明，什么情况下下之会协热利，什么情况下下之会下利清谷，什么情况下

下之会成结胸、作痞、致虚烦，除了汗下不如法之外，内因也要考虑在内，因此，日数的深浅，仍然有参考价值。

日数既然可以启示内在的变化情况，所以临床诊断、处方用药，日数也有参考价值。例如，"少阴病，得之二三日，麻黄附子甘草汤微发汗"。为什么？"以二三日无里证，故微发汗也"。又如"伤寒二三日，心中悸而烦者，小建中汤主之"。是因为二三日就悸而烦，只能是里虚，邪热入里之烦，不可能这样迅速。又如251条估计燥屎的形成，"二三日，烦躁心下硬"，只能是宿食；"至四五日"才少与小承气汤"令少安"；"至六日"才"与承气汤一升"……都说明日数的多少，在临床治疗时也是不可忽视的参考资料之一。

先生最后总结性地指出：旧注家的错误在哪里呢？错就错在脱离实践，凭空臆想，挖空心思，牵强附会。错就错在硬把这些变化称之为"传经"，而且还造出什么"循经传""越经传""首尾传""表里传""传足不传手"等等谬说，把一部极其朴素实用的《伤寒论》，涂上了一层层形而上学的色彩。

第三讲 关于"学习《伤寒论》应注意的几个问题"

这一章是《伤寒解惑论》的重点内容，先生的大部分学术观点都是在这里阐述的。有意思的是，先生并不是直接表达自己的学术观点，而是从学习方法、思维方法入手，从历代争论问题、疑难问题入手，进行阐述的。所以读《伤寒解惑论》自始至终都会启发你思考问题。这正是我们现代的医学教材所缺乏的。

先生在这一章分了9个部分：①要正确理解当时医学上的名词术语；②读于无字处和语法上的一些问题；③内容不同的条文要有不同的阅读法；④要有机地把有关条文联系在一起；⑤解剖方剂注意方后注；⑥要和《内经》《神农本草经》《金匮要略》结合起来；⑦要与临床相结合；⑧对传统的错误看法要敢破敢立；⑨对原文要一分

> 先生提出的9种学习方法，是历代医家研究《伤寒论》的基本方法。先生对其进行了总结、提炼。想想看，从学习方法的角度入手分析《伤寒论》中的疑点争论问题有什么优点？

为二。下面一一分析讲解。

首先先生对为什么写这一章做了说明，他在开篇写到：

《伤寒论》是千余年前用古汉语写成的，医学上的名词术语和行文的语法习惯，都有其时代的特点，对于能否正确地理解《伤寒论》，有很大的关系。另一方面，读《伤寒论》不能不借助于各家的注解，但是看注解，也要有分析、有批判。因为各家见仁见智，各不相同，甚至门户水火，互相诋毁。如果不善于分析，就会"此亦一是非，彼亦一是非"，晕头转向，如堕五里雾中，甚至被别人牵着鼻子走，替错误做辩护。

本章对上述情况，指出学习《伤寒论》应用注意的一些问题，既可使学者少走弯路，也避免被错误的注解引入歧途。

一、关于"要正确理解当时医学上的名词术语"

《伤寒论》中的名词术语，是极为朴素的，有的流传到现在，还是大众化、民间化语言（如"能食""不能食""大便硬"等）。但是这种语言用在医学上，有特定的含义，也有一定的运用范围。为此，先生选择了部分有特定含义和

> 理解名词术语是学习《伤寒论》的基础。想想看，有哪些与伤寒研究有关的常用名词术语并非出自《伤寒论》原文？

特殊用法的名词术语做了解释。这部分内容在本科教材的
"词解"中大都讲解了，还有的涉及先生独到的学术观点，
如"中风""伤寒""少气"及"传""转属"等等，后面
还要详细讲解，在此略而不谈。

二、关于"读于无字处和语法上的一些问题"

这与古人的写作特点有关，张仲景写《伤寒论》就
是有详有略。一般是前详后略，当然也有前略后详的。
这就要求我们阅读古医书要善于读于无字处。所谓读于
无字处，先生做了说明：

读于无字处，就是说要从原文的简略处下工夫、找问
题。因为古人的著作，有时略去人所共知的一面，而只写
人们所不知的一面；有时只写突出的一面，而略去普通的
一面；有时只写其中的某一面，而另一面让读者自己去体
会。例如阳明篇三急下证和少阴篇三急下证，有几条都略
去了腹满、腹痛等大承气汤的主症，却突出地描述了"目
中不了了、睛不和""下
利清水""发热汗多""口
燥咽干"等症状，就是因
为，既然说"大承气汤主
之"，那么大承气汤的主症
便秘、腹满、腹痛必然在
内，这是人所共知的，所以略而不提。但是大承气汤证的
便秘、腹满、腹痛等症，在一般情况下，并不构成急证。

> 阳明急下"急"在何
> 处？少阴病以心肾阴阳虚损
> 为基本病机，为何会有少阴
> 三急下证？

急在哪里？急就急在"目中不了了、睛不和"，因为这已是自身中毒；急就急在"发热汗多""下利清水色纯青""口燥咽干"，因为这将导致严重脱水，或已接近脱水；至于"发汗不解"更加"腹满痛"，和"腹胀"极重而仍"不大便"，更是肠梗阻的危急症状，所以必须急下。如果不了解这一点，忽视了条文中所略去的便秘、腹满、腹痛，而只从文字的表面上找问题，就会对于"发热汗多"和"口燥咽干"这样的症状竟用峻剂大承气汤表示怀疑。陈修园著《伤寒论浅注》就曾怀疑过，并且强解为这是下的水谷之"悍气"。"悍气"这一名词，见于《灵枢·动输》和《灵枢·邪客》，本来是用以形容卫气性质的剽悍，以与荣气的冲和相区别，并不是卫气、荣气之外，还另有一种什么"悍气"。陈氏由于不太明白大承气汤的主症就在于无字处，所以不能正确地理解原文，而且为强使原文符合自己的意见，就又曲解了"悍气"。

先生还指出：还有一些问题，也是由于不能正确理解《伤寒论》的语法而产生的，兹举两例如下：

（一）不注意句法的简化所引起的错误

例如243条："食谷欲呕，属阳明也，吴茱萸汤主之；得汤反剧者，属上焦也。"

《医宗金鉴》认为：得汤反剧，非中焦阳明之胃寒，乃上焦太阳之表热。吴茱萸气味俱热，药病不合，故反剧也。程郊倩则认为：得汤反剧者，是上焦寒盛格阳，以致药不能下达中焦之阳明。这样，都把上焦和阳明分割开来。其实，阳明是指整个胃肠道而言，胃肠道本身就可以分为上、中、下三焦。譬如《难经》就说，上焦当胃上口，中焦当胃中脘，下焦当胃下口。《金匮要略》所说"上焦有寒，其口多涎"，就是胃上口。《伤寒论》中也有"此利在下焦，赤石脂禹余粮汤主之"，就是指大肠。本条的"得汤反剧"，明明是寒涎聚在胃上口，未服药之前食谷欲呕，是寒涎得热欲散的缘故。服吴茱萸汤之后，辛燥之性使邪从上溃，所以反而吐剧。这也是药已中病的好现象。如果寒涎不在上焦胃上口，而在中焦胃中脘，那么服药后寒涎就会温散下降，不至于呕吐，病也会好的。所以属上焦也好，属中焦也好，都未离开阳明。可见六经不是三焦，而又离不开三焦。"属上焦也"，是"属阳明之上焦也"的简化语。注者不知是简去了"阳明"二字，强把阳明与三焦分家，就造成了上述错误。

> 临床上见"得汤反剧"者，原因可能有哪些？多角度分析药后反应有什么意义？

> 吴茱萸汤主治的呕吐具有什么证候特点？

> 省文法是古文最为常见的文法特点。想想看，还有哪些条文使用了省文法？

（二）分不清句法中的宾和主所引起的错误

例如131条："病发于阳，而反下之，热入，因作结胸，病发于阴，而反下之，因作痞也。"

舒驰远认为，病发于阳，阳指风伤卫，病发于阴，阴指寒伤荣。柯韵伯谓："阳者，指外而言，形躯是也；阴者，指内而言，胸中、心下是也。"论中第七条，已经明白指出："病有发热恶寒者，发于阳也；无热恶寒者，发于阴也。"注家们为什么偏偏避开这一前提而却另做猜测呢？其原因就在于：如果把"发于阳""发于阴"指为"发热恶寒"和"无热恶寒"的话，那么发于阳下之成结胸，是说得通的，但是发于阴下之因作痞，在他们看来就存在问题。因为五泻心汤证，都是在发热的基础上误治而成，没有一个是在无热恶寒的情况下出现的。因此，只好把"发于阳""发于阴"另作解释，以求与"作痞"相适应。

其实，本条的"成结胸"和"因作痞"二者，并不是相提并论的。其重点是阐明"病发于阳，而反下之，热入，因作结胸"，突出的关键是"热入"。至于"病发于阴，而反下之，因作痞也"，只是陪衬句法。是说如果不是病发于阳，而是病发于阴的话，即使下之，也无热可入，充其量只能作痞而已，是绝不能成结胸的。这在古代语法上，叫作"借宾定主"。

正由于上句是主，下句是宾，所以下文接着就说："所以成结胸者，以下之太早故也。"接着又

> 想想看，论中还有哪些条文运用了借宾定主法？

提出结胸的症状和治法是"结胸者，项亦强，如柔痓状，

下之则和，宜大陷胸丸"，而没有再提痞的治法。

三、关于"内容不同的条文要有不同的阅读法"

先生认为：《伤寒论》共有 398 段条文。这些条文，有属于病理说明的，有属于鉴别对比的，有属于具体治疗的，有属于原则指导的，更有一些是临床的病案记录。总而言之，有原则，有具体，有主题，有旁证，内容广泛，各不相同。因此，读起来其侧重点也不能一致。因此，我们讲解《伤寒论》要分出一二三类条文。读《伤寒论》如此，读其他古书也是如此。下面先生举例说明之。

譬如第 29 条的"伤寒脉浮、自汗出、小便数、心烦、微恶寒、脚挛急，反与桂枝欲攻其表，此误也。得之便厥……"

> 桂枝汤属发汗缓剂，第 29 条为什么说"攻其表"？"攻"字何义？

就是一段很详细的临床记录，其下一条就是这一条的病案讨论。所以读这样的条文，就应当像讨论病案一样，务求分析透彻，排除疑似，而不是要求背得熟、记得牢。

又如 97 条："血弱气尽腠理开，邪气因入，与正气相搏，结于胁下……"这是对于小柴胡汤证的病理解释。读这样的

> 第 97 条对理解小柴胡汤的组方有什么帮助？方中应用人参、甘草、大枣的作用是什么？

条文，只要求理解柴胡诸症的发病机制，不是要求别的什么。如果原文不易理解的话，也可以撇开原文，另找浅显易懂的说明，只要弄明白道理就好。

还有一些是属于具体治疗、临床应用的。如"太阳病，头痛，发热，汗出，恶风者，桂枝汤主之"，"若脉浮，发热，渴欲饮水，小便不利者，猪苓汤主之"，"发汗吐下后，虚烦不得眠，若剧者，必反复颠倒，心中懊恼，栀子豉汤主之"等等。这些最好是能够牢固地掌握起来。但是能够牢固掌握起来的一个先决条件，仍要先理解其病理。

至于鉴别对比，是从相似的共同现象中，找出其本质上的差别，所以理解更重于记忆。例如："下之后，复发汗，必振寒，脉微细，所以然者，以内外俱虚故也。"这与表证未解都有恶寒的症状，但是对比一下，这是脉微细，并且恶寒出现在发汗热退之后，所以是内外俱虚。这和表证未解，脉浮发热的恶寒是不同的。又如："呕而发热者，柴胡汤症具"，可是"本渴而饮水

> 为什么六经病只有太阴病和少阳病提出"手足温"？

呕者，柴胡不中与之也"。"伤寒脉浮而缓，手足自温者，是为系在太阴"，可是"伤寒四五日，身热恶风，颈项强，胁下满，手足温而渴者，小柴胡汤主之"。通过这样的鉴别对比，胃虚停水之呕，和柴胡证之呕，太阴手足自温，和柴胡证的手足温，似同实异。越辨越细，才是学习的目的。

又如148条："伤寒五六日，头汗出，微恶寒，手足

冷，心下满，口不欲食，大便硬，脉细者，此为阳微结，必有表，复有里也。脉沉，亦在里也。汗出，为阳微；假令纯阴

148条中，为何"脉细者"可诊断为"此为阳微结"？

结，不得复有外证，悉入在里。此为半在里半在外也。脉虽沉紧，不得为少阴病，所以然者，阴不得有汗，今头汗出，故知非少阴也，可与小柴胡汤。设不了了者，得屎而解。"

这一段，既有病理说明，也有鉴别对比，有具体症状，也有治疗原则，同时也是份完整的病历和病理讨论。这样的条文，论中也是不少的，不要忽略过去。

以上这几类条文，除了有关某一汤证的具体症状需要重点掌握外，其余的只求理解，不必强记。只有属于治疗原则那样的条文，才既要理解，又要强记。因为这类条文，是从有关治疗的条文中综合、归纳而得出来的结论，反过来又能指导临床，并能帮助理解与之有关的原文。现举几条这样的原文如下：

1. 太阳病，外证未解，脉浮弱者，当以汗解，宜桂枝汤。（42条）

这是从论中所有用桂枝汤解外的条文中归纳出来的一条重要原则。是说，凡是太阳病，要采用

"脉浮弱"为什么是辨证使用桂枝汤的重要指征？

桂枝汤的依据，就是外证未解。无论已未汗下，只要还

有一两个太阳症状，如身痛、脉浮等，说明是外证未解，同时又脉象浮弱，不能峻汗，就是桂枝汤所主。根据这一原则，就可以推知，下后脉促（指脉象上壅两寸，仍属浮脉的范畴）、胸满者、微喘者、气上冲者，都是外证未解，脉象都应浮弱。有的注家认为，本条也应当有"汗出"一症。这不但把本条从指导意义上降低为一般的具体方法，而且还把桂枝汤的应用，局限在狭小的圈子里。

2. 伤寒脉弦细，头痛发热者，属少阳。（265条）

这已把少阳伤寒的主要脉症简单扼要地点了出来。根据这一原则来运用小柴胡汤，就不必口苦、咽干、目眩，不必寒热往来，不必具有所谓柴胡四大主症，只要发热却脉不浮紧、浮缓而弦细，就属于少阳的范畴，就应以小柴胡汤主治。根据这一原则，那么读《伤寒论》"伤寒阳脉涩、阴脉弦，法当腹中急痛者"，"服小建中汤后不差，脉已不涩而仍弦者"，就当然会想到用小柴胡汤了。读"伤寒五六日，头汗出，微恶寒、手足冷，心下满，口不欲食，大便硬"，而同时又"脉细者"，也当然会想到用小柴胡汤了。

> 少阳"脉弦细"，脉细是提示血虚吗？

3. 渴欲饮水，口干舌燥者，白虎加人参汤主之。（222条）

这说明了白虎汤所以要加人参的重要原则。口干舌燥，是包括裂纹起刺在内。渴欲饮水到了口干舌燥的程度，这表示热炽津伤，非加人参以救气阴不可。从这点

也可以推知，五苓散之渴，猪苓汤之渴，以及加花粉、乌梅、文蛤之渴，都只是口干，而舌不会燥，不会裂纹，不会起

后世有白虎汤证"四大症"之说。从《伤寒论》原文来看,这种说法有什么问题?

刺。也可知白虎汤证，虽然表里俱热，但只是口不仁，还不渴，或虽渴而尚未到口干舌燥的程度。还有，热盛津伤的渴欲饮水、口干舌燥，既然是白虎加人参汤的主症，那么只要具备了这一主症，其余的症状就都是次要的了。什么大热、大汗、脉洪大等都可能不典型。因此，读到"伤寒无大热""背微恶寒""时时恶风"等，白虎汤证俱不典型，但却"舌上干燥而烦，欲饮水数升者"，自然就会想到是白虎汤加人参汤证了。

4. 手足厥寒，脉细欲绝者，当归四逆汤主之。（351条）

这就是运用当归四逆汤的原则。只要肢寒脉细是由于阳虚血少，就不管是"腹濡脉虚复厥者"，"小腹满、按之痛，冷结在膀胱关元"者，都可以

当归四逆汤证的"脉细欲绝者"与通脉四逆汤证的"脉微欲绝"有什么区别?说明了两者病机上有何不同?

用当归四逆汤为主，随症加减治疗。

除了上述各类条文以外，还有一些价值不大，甚至落后错误的东西，则以略而不读为是。

四、关于"要有机地把有关条文联系在一起"

《伤寒论》的条文，虽然在形式上是逐条分列，节段分明，但实际是互相联系、互相对照、互相启发、互相补充，是不可分割的一个大整体。因此读《伤寒论》时，不能条条孤立，必须有机地互相联系在一起，才能领会得更为全面、更为深透。伤寒注家陈修园就强调"会通全书读伤寒"。先生所说的也是这个意思。

首先举三阴中风为例：

《伤寒论》三阴篇的中风证，只有太阴中风指出是"四肢烦痛，阳微阴涩而长者为欲愈"，有脉象，也有症状。至于少阴中风，是"脉阳微阴浮者为欲愈"，厥阴中风，是"脉微浮，为欲愈，不浮，为未愈"，都只有脉象，并无症状。因此，注家们或顺文敷衍，只解脉象，干脆不提应当是什么症状（如钱璜）；或则抱怀疑态度，认为这可能是另一派古医家的传说，张仲景有意无意记录下来，也可能是王叔和强掺在里面（如陆渊雷）；也有人根据太阳中风的症状来推测，认为也应当是发热汗出。众说纷纭，莫衷一是。

究竟应当怎样解决这个问题呢？先生认为首先应从"中风"这一名词的含义入手。

"中风"和"伤寒"，是相对而言的。这在前面名词术语的解释中，已经做了较为详细的说明。并在那一节里提出了少阴病和厥阴病是以热化证为中风，寒化证为伤寒。

以少阴病和厥阴病的热化证为中风，这是把三阳病和太阴病的中风、伤寒各条条文有机地联系在一起，又加以对比、综合、推理而得出来的结论，《伤寒论》原著中并没有这样的明文。因此，对于这一结论

> 古人为什么用风、寒代表阴、阳？

是否正确，还需要来一次检验。检验的方法，仍然是把二经热化证的病理、症状，和其同经的中风所标明的脉象，各自有机地联系起来，看看脉症是否一致，才有说服力。

下面先探讨少阴中风：

少阴中风，是脉"阳微阴浮者，为欲愈"。我们试从欲愈的脉象，推寻其未愈的脉象，就应当是阳脉不微，阴脉不浮。少阴是心肾水火之脏，阳脉不微，就表示心火不降，阴脉不浮，就表示肾水不升。水不升，火不降，就必然水亏火炽，心肾不交，而导致"心中

> 为什么说"中风"和"伤寒"是相对而言的？

烦，不得卧"，这正好是少阴热化证。少阴热化证的病理、脉象、治则及表现是怎样的呢？如果把热化证有关的条文都联系在一起，就可以看出一个非常清楚的轮廓："少阴病，心中烦，不得卧"，舌赤少苔，"脉细沉数，病为在里，不可发汗"，"黄连阿胶汤主之"。若"但厥无汗，而强发之，必动其血，未知从何道而出，或从口鼻，或从目出者，是名下厥而上竭，为难治"。如果未治，而脉"阳微阴浮者，为欲愈"。亦有"八九日，一身手足尽

热者，以热在膀胱，必便血也"。这就是把与热化证有关的条文组织在一起，不但可以确凿看出少阴中风就是少阴热化证，而且把少阴中风证的具体症状和脉象、治则、方剂、禁忌和预后，都进行了一个完整的描述。这就说明，把有关条文有机地联系在一起，是非常重要的。

再探讨一下厥阴中风：

厥阴是风火之脏，其为病是风火郁闭于里，所以出现"消渴、心中痛热"等一系列风扇火炽、火盛灼津的症状。这属于阳邪，自然也就是中风。其脉象和预后怎样呢？在下一条紧接着就说："厥阴中风，脉微浮，为欲愈，不浮，为未愈。"就是说，脉微浮是风火有出表之意，消渴、心中痛热等症即将消失。如果不浮，是风火仍郁于里，即为未愈。三阴病最怕亡阳，所以多死于寒化证。至于热化证，基本无死证，所以"脉不浮"，亦只不过是"未愈"而已。

> 三阴中风为什么无死证？

这两条紧密相连，一述症，一述脉，互相联系，互相补充。不但补充了厥阴提纲那条的脉象是"不浮"，而且启示了三阴热化证无死证，这又一次说明读《伤寒论》要把有关条文有机地联系在一起的重要性。

不能把《伤寒论》的条文有机地联系起来看，孤立地钻研某一节段，就容易走入死角，既不能正确地理解原文，也不会筛选旧注。沈明宗在所著《伤寒六经辨证治法》中就已经提到："且如阴亏者，风邪传里，以夹肾中相火而发，阳邪炽盛，治当养阴抑阳。"这明明指出少阴中风就是少阴热化证。但至今没有被人所重视，其原因就在这里。

五、关于"解剖方剂，注意方后注"

经方的简捷效宏，已经历千百年的临床验证。这是张仲景"博采众方"的结果，也是《伤寒论》的优势和生命力所在。对经方的研究，随着中医药的发展，越来越受重视，研究的方法和思路也丰富多彩，但先生强调要注意从方后注入手解剖和研究方剂，却是别具一格。

先生指出：全部《伤寒论》只用了八十余种药物，而组成的方剂却有一百多个。这突出地说明伤寒方的灵活、简练、严格。要学习这种灵活、简练、严格，就要善于解剖方剂。就其药物的组合举例来说，桂枝汤实即桂枝甘草汤和芍药甘草汤的合方再加姜、枣；四逆汤可视为甘草干姜汤和干姜附子汤的合方。这些合方的作用，也就是各个单方作用的总和。又如大青龙汤，可以看作麻黄汤和越婢汤的合方；桂枝二越婢一汤，也可以看作小剂量的大青龙汤去杏仁加芍药；黄连汤可以看作半夏泻心汤去黄芩加桂枝。这样就可以看出，大青龙汤和桂枝二越婢一汤，虽有轻重之分，却都是辛凉解表之剂，共同的主药是麻黄配石膏。半夏

> 你对将大青龙汤归入辛凉解表剂有何看法？

> 半夏泻心汤和黄连汤主要药物是干姜配黄连，其组方用药主旨是否相同？

泻心汤和黄连汤，虽然主症不同，但关键都是苦辛并用，寒热合用，因而骨干药物是干姜配黄连。这样，分析其药物的组合，就可以掌握其特点，以便更灵活更恰当地运用于临床。

研究伤寒方的加减法，也是解剖的方法之一。譬如同是腹痛，理中汤是"加人参足前成四两半"，四逆散是加附子，小柴胡汤是去黄芩加芍药，"阳脉涩、阴脉弦"用小建中汤，太阳病下后时腹痛，用桂枝汤加芍药或加大黄。同是口渴，理中汤是"加白术足前成四两半"，白虎汤是加人参，小柴胡汤是去半夏加栝楼根，柴胡桂枝干姜汤是干姜、花粉并用，厥阴消渴是用乌梅丸。这些证同病异、证同药异的特点，有助于加深病理的认识，有助于启发思路，促进临床时心灵手活。

> 同是腹痛，方后注中有加人参、附子、芍药、大黄之不同。同是口渴，有加白术、人参、瓜蒌根之异，为什么？

从方剂的加减法中，不但可以加深理解所以出现这些症状的内在因素，而且还可以把有关方剂系统起来，更便于记忆和掌握。譬如就小柴胡汤的加减法来看整个柴胡系诸方：小柴胡汤根据条文中 7 个或然症来加减，方中的人参、半夏、黄芩、生姜、大枣，都可以减掉不用，只有柴胡、甘草不减。而在大柴胡汤和柴胡龙骨牡蛎汤中，连甘草也减掉了，只有柴胡不减。所以这些方剂连同四逆散、柴胡桂枝干姜汤在内，都是正宗的柴胡汤加减方。

方中不减柴胡，固然是柴胡汤的加减方，而有的方中没有柴胡，也仍然是柴胡汤的加减方，譬如黄芩汤就是。尤其是黄芩加半夏生姜汤，可以清楚地看出是小柴胡汤去柴胡、人参加芍药而成。去了柴胡，黄芩就成了主药，这已不仅仅是加减方，而是小柴胡汤的衍化方了。黄芩汤从小柴胡汤中衍化出来，实际是减去了小柴胡汤解半表的那一半，而留下其清半里的那一半，所以主症就不是胸胁苦满和往来寒热，而是口苦、咽干或下利兼呕了。

> 先生将没用柴胡的黄芩汤、黄芩加半夏生姜汤归入柴胡剂类方,你如何看?

再以桂枝汤而论，其加减方和衍化方就有：桂枝加葛根汤、葛根汤、桂枝加厚朴杏子汤、桂枝去芍药汤、桂枝去芍药加附子汤、桂枝加附子汤、桂枝加芍药汤、桂枝加大黄汤、桂枝加桂汤、桂枝去桂加茯苓白术汤、桂枝去芍药加蜀漆牡蛎龙骨救逆汤，以及桂枝新加汤、小建中汤等。这一加一减，有时是为了加强其解表的作用，有时是照顾其兼症，更有时使方剂的作用全盘变了。

更有意义的是：有的方，药味完全相同，只是用量稍有不同，作用就变了，方名也变了。例如桂

> 《伤寒论》中还有哪些方,组成相同药量不同?

枝汤和桂枝加桂汤、桂枝加芍药汤，三方的药物完全相同，而桂枝汤的作用是调和营卫，解肌发汗，重用桂枝就平肾邪降奔豚，重用芍药就破阴结，治腹痛。又如桂枝去芍药加附子汤和桂枝附子汤，药物也完全相同，前者治误下后脉促胸满兼阳虚恶寒者，而后者桂枝和附子

的用量都稍重一些，就祛风湿治身烦痛。这说明药物的加减，甚至用量的加减，也有不少学问，大有学头。

下面再谈谈方后注。方后注，读者往往忽略，其实有好多问题——如用药目的及病理特点等，都可以在方后注中得到启发。

例如柴胡桂枝干姜汤方后注云："初服微烦，复服汗出便愈。""初服微烦"，好像药不对证，但复服"汗出便愈"，说明初服之烦，是将要汗解的先兆，这就是"烦乃有汗而解"的道理。这在临床时能使思想有所准备，不至于见到患者服药后发烦而引起怀疑。另一方面，"汗出便解"，不但是"胸胁满微结，小便不利，渴而不呕，但头汗出，往来寒热"等解了，连初服的微烦也解了。又因"初服微烦"，可知服药之前，可能连微烦也没有，这又说明柴胡桂枝干姜汤的一系列症状，只有"小便不利""渴"和"往来寒热"等水饮内结的特点是主症，而"心烦"一症，则是可有可无，可轻可重的。

> 《伤寒论》中还有哪些方在方后注中提示了或然证加减，这些方在临床应用中具有什么特点？

> 柴胡桂枝干姜汤"初服微烦"与24条初服桂枝汤后"反烦不解"有何不同？临床如何把握这种差异？

又如通脉四逆汤方后注云："其脉即出者愈。"这和服白通加猪胆汁汤的"脉暴出者死，微续者生"是不同的。一是"脉暴出者死"，一是"即出者愈"，两者对照，

可知二证虽然都是阳气即将脱散或即将渐灭的病危重证，但是通脉四逆证的关键在于寒邪内闭，迫使

"脉即出"与"脉暴出"有何不同？

脉道不通。服通脉四逆汤后"脉即出"，说明是寒邪已开，脉道即时通畅，阳已返舍。而白通加猪胆汁汤证，已无阳可格，生机即将渐灭，服汤后只有脉搏微微续出，才是生机未离。如果脉暴出，便是反常现象，这叫作"回光返照"，是必死之征。这就说明：白通汤证比通脉四逆汤证更为严重，临床必须注意。

又如茵陈蒿汤方后注云："一宿腹减，黄从小便去也。"可知茵陈蒿汤证，常兼有腹满这一症状。

又如桂枝汤去桂加茯苓白术汤方后注云："小便利则愈"，这可见本方的目的，是化水饮，利小便，而不是发汗。这就可以对于注家们"去桂""去芍"的争论，有一个初步的分析和看法。

六、关于"要和《内经》《本草经》《金匮要略》结合起来"

先生提出的这个问题是学习《伤寒论》以及读其他古书的一个最为重要的思维方法问题，这个问题的实质就是：学习与研究中医经典医著时能否运用唯物史观。

至于要和《内经》《本草经》《金匮要略》结合的原因，先生指出：既然要研究《伤寒论》，就先要了解《伤寒论》的观点和论据，而《伤寒论》的写作，是和这些古籍有关的。

仲景在《伤寒论》的序言中，明明指出是"撰用《素问》《九卷》《八十一难》《阴阳大论》《胎胪药录》"。《素问》和《九卷》，就是现在的《内经》。《胎胪药录》虽然不一定就是《本草经》，但是《本草经》成书在《伤寒论》之前，比起其他中药典籍为早，因此，《本草经》即使不是《胎胪药录》，但它的观点，至少也是接近于《胎胪药录》的。尤其是《金匮要略》，它和《伤寒论》不但是同出于张仲景之手，而且最初还是一部书，因此，《伤寒论》中的一些名词术语、理论观点，在《金匮要略》中，更容易互相印证。

举例说："胃家实""承气汤"，这两个词都来源于《内经》。《灵枢·平人绝谷》云："胃满则肠虚，肠满则胃虚，更虚更满，故气得上下，五脏安定。"可见"胃家"是既指胃，又指肠。"实"是只能满，不能虚。只满不虚，是由

> 179条提出"正阳阳明者，胃家实是也"，而后180条以"胃家实"为提纲。这对我们理解"正阳阳明""胃家实"的涵义有何作用？

于"气"不能下，承之使下，方名就叫承气汤。如果不了解这一点，就会把"胃家"局限为足阳明。有人认为伤寒传足不传手，承气即承亢，就是由于没有和《内经》相结合，或者结合得不恰当（如"承亢"）而造成的。

又如"少气"这个词，来源于《灵枢·五味》的"故谷不入，半日则气衰，一日则气少矣"。又如论中的血室，有人认为是冲脉，有人认为是肝经，也有人认为是子宫，互相争论，相持不下。却不知《金匮要略·妇

人杂病篇》描述"生产后"的"水与血俱结在血室"，已明确指出"少腹满，如敦（音对，古代盛食物的圆形器具）状"。"少腹""如敦状"，不清清楚楚地说明是子宫吗？

对以上胃家实与血室两个争议问题，先生又撰有专篇论文进行了详细而系统的论述，发表后在学术界引起巨大的反响。

先生为了综合说明读《伤寒论》需要和《内经》《本草经》《金匮要略》相结合，并说明弄清名词术语的含义、读于无字处、注意方后注等的重要性，又举174条为例，综合说明如下。

174条："伤寒八九日，风湿相搏，身体疼烦，不能自转侧，不呕，不渴，脉浮虚而涩者，桂枝附子汤主之。若其人大便硬，小便自利者，去桂加白术汤主之。"

历来注家对于本条的分歧是：为什么大便硬，小便自利，还要去桂枝加白术呢？成无己认为："桂枝发汗走津液，此小便利，大便硬，为津液不足，去桂加术。"就是说，大便硬是津液不足致成的，为了保持津液，才去掉桂枝而代以白术。因为桂枝能发汗，发汗就要伤津。这样的解释，从表面看来，似乎是有道理的，但是仔细推敲，还是不能令人信服。发汗有时能伤津，这是人所共知的，但是本条服药后不发汗，如何能伤津？何况白术是燥性药，不用桂枝，反加白术，这难道是因为怕伤津吗？

尤在泾云："若大便硬，小便自利，知其人在表之阳虽弱，而在里之气自治，则皮中之湿，所当驱之于里，使从水道而出，不必更出之表以危久弱之阳矣。故于前方去桂枝之辛散，加白术之苦燥，合附子之大力健行者，于以并走皮中而逐水气，此避虚就实之法也。"他指出加白术是为了合附子以"并走皮中而逐水气"，这与方后注合，无疑是对的，但又说"不必更出之表，以危久弱之阳"，这显然是指去桂枝说的。桂枝通阳化气，服后又不发汗，如何能危及久弱之阳？又说"皮中之湿，所当驱之于里，使从水道出"，"驱之于里"，也和前说的"合附子并走于皮中而逐水气"相矛盾。再是论中已指出"其人小便自利"，这还需要驱之于里使从水道出吗？

注家们对于本条的解释，为什么矛盾重重，不能令人满意？就是因为：

1. 没有注意到《伤寒论》中的名词术语和现代不同。不知道桂枝加白术汤证的"大便硬"是大便不溏薄，是大便正常，"小便自利"是小便不涩不少，是小便正常。反认为大便是像燥屎那样坚硬，小便是病态的尿量太多。所以成无己就把大便硬认作是津液不足，《医宗金鉴》也怀疑

> 何谓"风燥湿去之硬"？湿未去的大便有什么特点？

"大便硬，小便自利而不议下者"，是"风燥湿去之硬"。

2. 不会读于无字处。不知道从"若其人大便硬、小便自利者，去桂加白术汤主之"的"若"字去考虑；"桂枝附子汤主之"之上，是略去了"小便不利，大便不硬"几个字。也就是说，不知道桂枝附子汤证还应当有小便短少、大便溏薄这些症状。

3. 没有和《金匮要略》结合起来。《金匮要略·痉

湿喝篇》说："湿痹之候，小便不利，大便反快。"本条风湿相搏，身体痛烦和湿痹一样，大都有内湿的因素，也往往是小便短少，大便溏薄。

4. 没有结合《本草经》来认识白术的作用。《本草经》称："术，主风寒湿痹死肌。"这明明指出术能走表，是风寒湿痹稽留肤表的必用之药，而不是像成无己所说"为津液不足，去桂加术"，也不是像尤在泾所说，是为了把皮中之湿，"所当驱之于里"。

> 作为现存唯一一部东汉末年之前已成书的本草学著作，以《本草经》的论述解释仲景的用药思路更有说服力。但后世本草学著作中记录了大量医家用药经验，古时用药亦与今时不同，如何才能更好地将经方用于现代临床呢？

5. 没有注意方后注。其实，加白术是为了走表驱湿，方后注已经注得很明白。方后注云："初一服，其人身如痹，半日许复服之，三服都尽，其人如冒状，勿怪，此以附子、术，并走皮内，逐水气未得除，故使之耳。"明明说"其人身如痹"，明明说"附子、术并走皮内逐水气"，而注家偏要说加术是把"皮中之湿驱之于里"，偏要说"为津液不足"，就是没有注意方后注的缘故。

还有，方后注还明明说："此本一方二法，以大便硬，小便自利去桂也；以大便不硬、小便不利，当加桂。"原来原文中所略去的"大便不硬、小便不利"，已经补在方后注中。而注家们却偏偏忽略了这一点，以致费了不少笔墨，吵了不少年代。

更重要的是，"以大便硬、小便自利去桂也；以大便不硬，小便不利当加桂"，这清楚地指出：去桂加术和去术加桂的根据，是小便利与不利、大便硬与不硬，而大便硬与不硬的关键，又在于小便利与不利。据此可知，加桂枝是为了通阳化气，温通水道，这和苓桂术甘汤、五苓散等方用桂枝一样，是阳虚湿不化的主要药物。尤其配有附子，在表里俱湿、内外阳虚的情况下，二药并用，能彻上彻下，彻内彻外，阳通湿化，表里俱解。反之，若无内湿，就不需要通阳，去桂枝的辛温，改用白术走表祛湿，也就够了。有的注家认为加桂是解表祛风，加术是因为风去湿存，忘却了桂枝能通阳，白术能走表，所以怎样解释，听起来也是糊涂的。

> 治风湿为什么会有"风去湿存"问题？

先生关于 174 条的分析给我们提示了三种学习经典医著的思维方法：一是要与同时代的医著内容相联系，二是要与本书的相关内容相联系，三是最为主要的，是要与临床相联系。所以先生最后讲到：试问，临床如果遇到大便真正结硬，其小便量又非常多的情况下，能不能加白术？如果不能，那么注《伤寒论》注得再动听，也是纸上谈兵，是毫无意义的。

七、关于"要与临床相结合"

《伤寒论》最大的特点之一就是它的实践性，《伤寒论》之所以历经近两千年，至今仍有强大的生命力，最主要的原因就是它的临床指导价值。所以研读《伤寒论》

最为重要的是要与临床相结合。正因为如此，先生非常郑重地指出：撇开临床，单从文字上抠字眼，断章取义，牵强附会，或画蛇添足，强使古书符合自己的意见，就必然走入迷途。历代《伤寒论》注家，有时争论不休，分歧百出，往往就是这些原因造成的。下面先生举了7个例证分析讨论之：

（一）吴茱萸汤证与少阴死证

309条："少阴病，吐利，手足逆冷，烦躁欲死者，吴茱萸汤主之。"

又，296条："少阴病，吐利、烦躁、四逆者死。"

两条都有吐利，都有四逆，都有烦躁，却一是可治的吴茱萸汤证，一是

> 同是吴茱萸汤证，阳明病篇234条仅为"食谷欲呕"，309条竟至"逆冷""欲死"，为什么？

严重的濒死之征。为什么呢？周禹载认为：关键在于"四逆"重于"逆冷"，吴茱萸汤证是"逆冷"，只是手足发凉，凉不过膝；而296条是"四逆"，是已冷过膝。所以前者可治，而后者则是死证。程郊倩认为：应从躁、逆的先后上找问题。他认为：从文字上看，309条逆冷写在烦躁之前，是由吐利、四逆转为烦躁，这是由阴转阳，所以可治，用吴茱萸汤。而296条的四逆，写在吐利躁烦之后，是由躁烦转入四逆，是脾阳已绝，所以是死证。就连名家柯韵伯、张路玉，也都未离开上述认识。

以上这些解释，就是撇开临床，死抠字眼。这两条，

如果结合临床来看，病理不同，其临床表现也不相同。吴茱萸汤证，是寒浊阻塞在胸膈，阴阳被阻，不能相交，所以烦躁难忍、呼叫欲死是主症，用吴茱萸汤温胃降浊，寒涎一开，烦躁即解，阴阳相交，逆冷、吐利等症都可好转。而296条是阳光欲熄，四肢逆冷是关键，并且重病面容，濒死状态。其烦躁也是阴阳离决，绝不呼叫，也无力呼叫，与前之"欲死"者大不相同。这样的"可治"与垂死的差别，稍有临床经验的人都可一见了然，又何必从烦躁的先后和厥冷的轻重来做这些似是而非的文章呢？

我们常说的读书死于句下，和死读书、读死书、读书死，注家对本条的注释就是一个最好的例证。

（二）"身为振振摇"与"振振欲擗地"

67条："伤寒若吐若下后，心下逆满，气上冲胸，起则头眩，脉沉紧，发汗则动经，身为振振摇者，茯苓桂枝白术甘草汤主之。"

> 先生认为误用汗法导致的"身为振振摇"，可静养后自行恢复。这对临床有何指导意义？

82条："太阳病发汗，汗出不解，其人仍发热，心下悸，头眩，身𥆧动，振振欲擗地者，真武汤主之。"

钱天来注后一条云："方氏引《毛诗》注云，擗，拊心也；喻氏谓无可置身，欲擗地而避处其内。并非也。愚谓振振欲擗地者，即所谓'发汗则动经，身为振振摇'之意。"钱氏这段解释，驳斥了方、喻二家对于"振振欲擗地"的解释，这是对的。但却把前条的"身为振振摇"和下条的"振振欲擗地"等同起来，则是错误的。论中明明说"发汗则动经"，才导致了"身为振振摇"，可知其所

字面上看来十分近似的病证，在临床表现上有明显差异。"身为振振摇""身瞤动""振振欲擗地"，临床如何鉴别？

以身为振振摇，是由于本不应发汗，却强发其汗，耗伤了周身经络的气血津液，使筋脉失于濡养，不能自主而造成的。而82条的振振欲擗地，则是由于头眩，使身体失于平衡，欲找寻外物支持，所以才两手伸出，形成振振欲擗地的样子。二者在病理上和外观表现上都不同。伤动经气的"身为振振摇"，并不关系头晕，不管头晕与否，静养几天，经气恢复，至少"振振摇"是会好的。而82条的"欲擗地"，主要是头眩所致，治不好头眩，"欲擗地"就不会自愈。而头眩是阳虚水泛所致，所以只有用真武汤扶阳镇水，一切症状才都会消失。像这样的筋脉无主和平衡失调，也是稍有临床经验的人，就可以做出正确诊断和适当治疗的，而旧注却偏偏离开临床实践，咬文嚼字，甚至搬出《毛诗》，这是何等荒唐啊！

（三）四逆散之"四逆"

318条："少阴病，四逆，其人或咳，或悸，或小便不利，或腹中痛，或泄利下重者，四逆散主之。"

本条如果撇开临床，只根据现代行文的常例来领会，就会认为："四逆"上无"或"字，是主症。其余如咳、

悸、小便不利、腹中痛、泄利下重等症之上，都有"或"字，都是可有可无的或然症。这样的认识就是错误的（这是仅从临床和运用四逆散的角度说的，否则先生的这个结论与《伤寒论》的其他有或然症的条文难以符合）。

因为如果这些或然症都是可有可无的，那么当四逆出现这几个症状全然不在的情况下，还根据什么来用四逆散呢？四逆散的作

> 四逆散中运用芍药的作用是什么？疏肝理气的方子为何要加血分药？

用是疏肝导滞，发越郁阳。当肝气不舒，木郁乘土，阳郁气滞时，是会出现腹中痛或泄利下重的。由于腹痛和泄利下重虽然必见，但不一定全见，有时只出现其中之一，所以这两个主症上也都加有"或"字。至于小便不利，是阳不宣而水不化，虽然不一定必见，但却是常见。只有咳、悸、四逆，才是真正的或然症。因为咳和悸是水不化之后上凌于心肺才出现的，不上凌心肺，就不出现咳和悸。四逆也只有在阳郁太重时才出现，一般情况下并不出现四逆。那么为什么"四逆"之上不加"或"

字呢？这是因为本篇讲的是少阴病，少阴病常见的症状就是四逆，本条既然要编入少阴篇和少阴病相对照，当然就要突出"四逆"了。

> 四逆散、四逆汤均出自于少阴病篇，而组成、功用明显不同。为何同以"四逆"命名？

柯韵伯认为，"泄利下重"四字应该列在"四逆"句

之后，不应当列入或然症中。这对于四逆散的作用，确有临床体会。但是证之临床，四逆也不是必然之症，只有把腹中绵绵坠痛或泄利下重并列为主症，才更合逻辑。

（四）大青龙汤证的常与变

38 条："太阳中风，脉浮紧，发热恶寒，身疼痛，不汗出而烦躁者，大青龙汤主之。"

39 条："伤寒脉浮缓，身不痛，但重，乍有轻时，无少阴证者，大青龙汤发之。"

以上两条，都是用大青龙汤主治，因为 38 条有"不汗出而烦躁"一症，所以大多数注家认为第 39 条也应当有"烦躁"一症，这就是画蛇添足（《伤寒论》有前详后略的写作方法，只不过此条另当别论）。大青龙汤是辛凉重剂，能清透肌表之邪，但是肌表有邪，却不一定都兼烦躁。《金匮要略·痰饮咳嗽篇》云："病溢饮者，当发其汗，大青龙汤主之，小青龙汤亦主之。"证之临床，溢饮一般是不出现烦躁的。再看大青龙汤的药物组成，接近于越婢汤，而越婢汤就不是为烦躁而设。尤在泾注下一条是这样说的："伤寒脉浮缓者，脉紧去而成缓，为寒欲变热之征，经曰'脉缓者多热'是也。伤寒邪在表则身痛，邪入里则身重，寒已变热而脉缓，经脉不为拘急，故身不痛而但重。而其脉犹浮，则邪气在或进或退之时，

> 仲景写大青龙汤证 38 条之常，又写 39 条之变，其意义是什么？论中还有哪些条文采用了这种常变结合的写法？

故身体有乍重乍轻之候也。"这一解释，除了说身重是"邪入里"，脉缓是"寒已变热"，不够理想（可能是词不达意）之外，其可取之点是排除了烦躁这一症状，并且指出了缓脉是从紧脉变来，身重是从身痛变来，这些都和别的注家不同，而且也是很有道理的。现将"身重""脉缓"的解释，稍做更正，并把这段文字更通俗、更详细地语释如下：

太阳伤寒，一般是脉浮紧、身疼痛。但如果不及时治疗，旷持多日，表邪不退，就可能脉由浮紧逐渐变为浮缓，身痛也逐渐变为身重。其所以紧去变缓，是荣卫更加滞涩所致，所以迟缓有力，和太阳表虚证的浮缓不同。脉不紧了，身也就不痛而变成身重了。

太阳中风证可见脉浮缓，大青龙汤证亦可见"伤寒脉浮缓"，两个脉缓是否相同？对临床有何指导意义？

但是荣卫滞涩的身重，和阳明病热在肌肉的身体沉重不同，也和少阴病阳虚倦懒的身重不同，它是不轻巧、不灵活，周身有拘束感。这种表证表脉的变化，虽然也给诊断上带来困难，但是这一身重的特点是"乍有轻时"。根据这一特点，同时其脉犹浮，仍能说明是属于太阳表证。为什么能乍有轻时呢？因为人身的阳气，一日二十四小时之内，是随着天阳的强弱而变化的。"日中而阳气隆"，人体得天阳之助，外抗力强，正胜邪衰，就能乍有轻时。其余时间，正气处于守势，就身重如故。这和论中所说"太阳病欲解时，从巳至未上"是一个道理。这也就是尤氏所说的

"邪气在或进或退之时"
的实际意义。

从尤在泾这一解释来
看，不但没有把烦躁一症
强加在本条之上，而且从
他说的"脉紧去变缓"
"身痛变重"中，可以体
会出荣卫已极滞涩，表邪
已有顽固难拔之势，这就
不是麻黄汤所能解决的问
题，因此必须改用大青龙

> 38、39 条同用大青龙汤，症状表现明显不同，其在病机上有什么不同？

> "烦躁"是大青龙汤主治的表闭阳郁证的主症，是否可以说凡用大青龙汤必见烦躁呢？

汤。论中说"大青龙汤发之"，"发之"一词，不用在上
条，而用在本条，就是表示表邪已很顽固的意思。

再从方药上加以说明：38 条的特点是烦躁，要清热
除烦，必须加入石膏。为了防止发越不透，恐石膏有寒
中致泻之弊，所以又倍加麻黄。而 39 条的特点是身重，
必须加大力发泄，所以倍用麻黄，又嫌麻黄过于辛热，
也必须加入石膏（先生的这个说法也值得考虑，因为，
一是麻黄不会"过于辛热"，二是过于辛热就必须加石膏
吗？其实，既然阳郁更重，虽不烦躁，亦必有其他热象，
石膏自当必用）。这样，就可以把大青龙汤从"不汗出而
烦躁"里解放出来，在临床上用得更活。

前已说过，张仲景划分"伤寒"和"中风"这两个
名词的依据，大都是对比之下以阳邪和阴邪来划分的。
同是无汗的太阳病，38 条有烦躁，为阳邪，叫"太阳中
风"，39 条无烦躁，对比之下为阴邪，叫"伤寒"，这和

其他各经的中风、伤寒，也包括《金匮要略·五脏风寒积聚篇》的风、寒在内，其含义是明显一致的。如果把39条也硬加上烦躁一症，就不但在临床上把大青龙汤塞进狭小的圈子，而且在术语上也搅乱了风和寒的含义。有的注家，指这两条为一是风中兼寒，一是寒中兼风，就是由于弄不清风和寒的含义而做出的牵强解释。

（五）桂枝汤禁忌证

16条："桂枝本为解肌，若其人脉浮紧，发热汗不出者，不可与之也。常须识此，勿令误也。""脉浮紧，发热，汗不出"，明明是麻黄汤证，如果误用了桂枝汤，由于桂枝汤开毛窍的力量太弱，对于脉浮紧的表实重证，往往发不出汗来，却

> 桂枝汤"解肌"，据此太阳伤寒证禁用桂枝汤，这段表述说明"解肌"正是桂枝汤与麻黄汤功效的主要区别点。如何理解"解肌"的含义？与解表有什么区别？太阳伤寒证误用桂枝汤的后果是什么？

鼓舞血行，容易导致斑黄吐衄等变症，所以谆谆告诫："不可与之也。"但是本条的"脉浮紧""发热""汗不出"，是紧密相连的，不能断章取义割裂开来。后世注家，往往摘取"汗不出"这一个症状来作为论中一切用桂枝汤的禁忌证，甚至连"太阴病，脉浮者，可发汗，宜桂枝汤"一证，也认为应当是"汗自出"，这是非常错误的。

论中42条云："太阳病，外症未解，脉浮弱者，当

以汗解，宜桂枝汤。"这条对于桂枝汤的标准，只提出"脉浮弱"，而没有提出必须"汗自出"，这就证明：汗不出而禁用桂枝汤，是在"脉浮紧"的情况下才适用，是有条件的。

临床证明：表证未解而脉浮弱者，不一定都汗自出。例如，老年体弱、荣卫不足的外感患者，太阳表实证过经未解，表邪渐衰者，已经汗、下，但表邪仍未尽者，都能脉转浮弱。但除非过汗过下促成亡阳者外，很少有自汗的。在这种情况下，如果不用桂枝汤，难道还能用麻黄汤吗？

在脉不浮紧的情况下，不但"无汗"不是禁

> 先生反复指出桂枝汤证不必非要具备"汗自出"，其意义是什么？

用桂枝汤的条件，就连"脉浮""发热"也不是必要的症状。如第91条云："伤寒医下之，续得下利，清谷不止，身疼痛者，急当救里；后身疼痛，清便自调者，急当救表。救里宜四逆汤；救表宜桂枝汤。"又《霍乱篇》云："吐利止而身痛不休者……宜桂枝汤小和之。"大下之后清谷不止，和霍乱剧吐剧利之后，不但自汗一症不可能有，就连"脉浮"也没有了，"发热"也没有了，只剩了说明是表不和的"身疼痛"一症，就仍用桂枝汤。读《伤寒论》就应该这样来认识：原则不是教条。如果把构成原则的前提，断章取义地割裂开来，变成了教条，就无异画地为牢、作茧自缚了。

（六）文蛤散与文蛤汤

141 条："病在阳，应以汗解之，反以冷水噀之，若灌之，其热被劫不得去，弥更益烦。肉上粟起，意欲饮水，反不渴者，服文蛤散。若不差者，与五苓散。寒实结胸，无热证者，与三物小陷胸汤，白散亦可服。"

柯韵伯云："本论以文蛤一味为散，以沸汤和方寸匕，服满五合，此等轻剂，恐难散湿热之重邪。《金匮要略》云，渴欲饮水不止者，文蛤汤主

> 文蛤散证"意欲饮水反不渴"的临床特征是什么？与五苓散证"消渴""水入则吐"如何鉴别？

之。审证用方，则此汤而彼散……"柯氏这段话的意思是：本条病重方轻，一味文蛤，不能治"益烦"，不能解"皮粟"，因此主张把《金匮要略》中有麻黄、石膏的文蛤汤与本方对调。

"渴欲饮水不止者"一条，见于《金匮要略·消渴篇》，下文是"文蛤散主之"，不是"文蛤汤主之"。文蛤汤一条见于《金匮要略·呕吐哕下利篇》，原文是"吐后渴欲得水而贪饮者，文蛤汤主之"。柯氏所引，误散为汤，显系粗疏。我们撇开柯氏文字上的错误不谈，仅就《金匮要略》中汤、散两条原文做对比，看看文蛤散和文蛤汤二方主治的主要不同点究竟在哪里，然后才能确定《金匮要略》中的文蛤汤应否与本条的文蛤散对调。

在《金匮要略》中，文蛤汤、散二方，虽然都主治渴欲饮水，但是二者的提法是不同的。文蛤散是主治

"渴欲饮水不止者"，而文蛤汤是主治"渴欲饮水而贪饮者"。"不止"和"贪饮"不同。"不止"是无时或止，是时间上的持续，并不表示渴的程度严重，而"贪饮"才是渴饮无度，饮不解渴。为什么这样说呢？这可以从药物中推断出来。文蛤散只文蛤一味，主要作用是化痰湿，其清热的作用是极其有限的。因此，其所治的"饮水不止"，主要是痰湿留滞阻碍津液的输布致成的。不是热盛，就不用麻黄、石膏。一味文蛤，少与频服，是治上以缓，以渐达到湿化津生的目的。而文蛤汤证的"痰饮"，是已经化热，其热远较文蛤散证为重，所以其方也是越婢汤加文蛤而成，是取麻黄加石膏以清透里热。

明白了汤、散二方的作用不同，主治各异，再看看141条究竟是湿重热轻，还是湿热并重，那么宜汤、宜散，就已不辨自明了。

原文提到病因是"热被劫不得去"，主症是"弥更益烦"。但这个烦的特点却是"意欲饮水，反不渴"。这就说明不是热重，而是湿重。湿邪阻遏，不但能使津液不潮而"意欲饮水"，还能使胸阳不宣而"弥更益烦"。尤其在嘬灌水劫，肉上起粟，三焦气化不能外通肌腠之后，烦就更会加重。因此用文蛤散化湿为主，希望湿去阳通，就可烦解渴止，皮粟亦解。但也考虑到"此等轻剂，恐难散湿热之重邪"，所以又预先提出一个补救办法，就是"若不差者，与五苓散"。为什么用五苓散呢？因为五苓散内通三焦，外达皮腠，通阳化气，行水散湿。所以服文蛤散之后，湿不化而烦不差者，或湿去烦解而皮粟不消者，都可用之。

解皮粟用五苓散的温化，而不是用文蛤汤的清透，这又一次说明本证是湿重热轻。也正因为是湿重热轻，所以噀灌之后，还做了另一种设想：就是在湿更重、热更轻，或者有湿无热的情况下，那么湿结之后，不但不是"益烦"，竟连饮水也不"意欲"的时候，就成了"无热证"的"寒实结胸"，那时不但不能用石膏，就连文蛤也不用，而是改用辛热逐水的巴豆了。

总而言之，从"意欲饮水反不渴"，到"若不差者与五苓散"，再到"寒实结胸无热证"，全文的来龙去脉，都说明是湿重热轻，绝不宜用文蛤汤那样的辛寒重剂。柯氏硬要把文蛤汤搬来，实属牵强附会。

（七）太阴里实证

279条："本太阳病，医反下之，因而腹满时痛者，属太阴也，桂枝加芍药汤主之；大实痛者，桂枝加大黄汤主之。"

注家对于本条的解释，虽然在某些提法上也有不同之处，但总的来说，大都认为"腹满时痛"是邪陷太阴，"大实痛"是胃肠中有腐秽、宿食，或称"结滞"。二方中的桂枝汤是解表，或者说是"升下陷之阳"，加芍药是和太阴，加大黄是下腐秽或宿食。总之，二方都是表里两解。只有张隐庵提出桂枝加芍药汤是取建中之义，未提表里两解；许宏认为大实痛是脾实，未言胃实，但仍未说明脾实和胃实究竟有何不同。

这里需要讨论的是：大实痛究竟是脾实，还是胃实？

脾实和胃实有什么不同？先生还提出第二个问题："桂枝加芍药汤和桂枝加大黄汤二方是否表里两解？"这个问题争论的意义不大，故在此略而不谈。

胃为阳明之腑，脾为太阴之脏。胃，如前所说，系指整个消化管道而言。脾，如《素问·太阴阳明论》所说，"脾与胃以膜相连耳"，系指连于胃肠而能"为之行其津液"的膜。因此，胃家实是胃肠中有宿食、粪便留滞，脾家实是胃肠外膜的脉络气血壅滞，二者显然有别。本条

> 太阴大实痛是实在阳明胃肠，还是实在太阴脾络？两种不同认识对临床运用桂枝加芍药汤、桂枝加大黄汤有什么影响？

的腹满、腹痛，究竟是肠内的事，还是肠外的事？要解决这个问题，首先要看腹满腹痛是在什么样的情况下促成的。论中明明说，"本太阳病，医反下之，因而腹满时痛"。"因而"是什么意思呢？是因"医反下之"。可知未下之前，并没有腹满腹痛。那么，之所以腹满腹痛，显然是由于下后外邪内陷所促成的。

外邪内陷，只能使气血壅滞，绝不会陷入肠胃而变成腐秽和硬便。所以本条腹满腹痛，病灶在肠胃之外，不在肠胃之内，是脾实而不是胃实，是毫无疑问的。正如原文指出的那样："属太阴也。"

邪陷胃肠之外的脉络之间，使气血壅滞所致成的腹满腹痛，也有轻重之分。轻的"寒气客于肠胃之间，膜原之下，血不得散，小络引急，故痛。按之则血气散，故按之痛止"。重的"寒气客于经脉（不是小络）之中，

与炅气相薄则脉满，满则痛而不可按也。寒气稽留，炅气从上，则脉充大而气血乱（即充血肿胀），故痛甚不可按也"（见《素问·举痛论》）。痛不可按，就是大实痛，可见大实痛不一定是肠胃中有腐秽宿食，邪气客于肠外的经脉，与炅气相薄，同样可以出现。

而后从大黄谈起。

桂枝加芍药汤已经不能解表，那么桂枝加大黄汤就更不能解表，这已不辩自明了，但是加大黄是否为了荡涤肠胃中的腐秽呢？诚如一见用桂枝汤就想到是解表一样，人们习惯上，也往往一见加大黄，就想到是下大便。其实，用大黄固然能下大便，但是用大黄并不都是为了下大便。《神农本草经》称大黄的

> 《中药学》将大黄归入泻下药，令人一见大黄便以为通腑泻下。仲景用大黄多取其活血化瘀之效，想想看还有哪些经方是取大黄活血之用？

作用是："下瘀血，血闭寒热，破癥瘕积聚，留饮宿食，荡涤肠胃，推陈致新，通利水谷，调中化食，安和五脏。"可见大黄是血分药，善破血滞，兼走肠胃。试看张仲景是怎样用大黄的吧：治水与血俱结在血室的大黄甘遂汤用之；治热结膀胱的桃核承气汤用之；治热在下焦少腹硬满的抵当汤、丸用之；治吐血衄血的泻心汤用之；治肠痈的大黄牡丹汤用之。以上种种，都是为了祛瘀血、通脉络，而不是为了通大便。又如我们临床，治两眦赤脉及血贯瞳仁用之，治丹毒赤肿、水火烫伤亦常用之，都是为了祛瘀通络，也不是为了泻大便。为什么在气血

凝滞，出现大实痛的情况下用一点大黄，却硬要指为通大便呢？

涤荡肠胃中留饮宿食，的确也是大黄的专长。但是留饮宿食在肠胃，并出现了腹满腹痛的话，用大黄就得兼用气分药，如枳实、厚朴、槟榔等。如果不用气分药，而仅靠大黄，那么气分不开，结滞不去，就会腹满不除，腹痛不止。而桂枝加大黄汤，不但没有气分药，而且大黄与辛甘、酸甘合用，大黄又只用二两，温分三服，每服合现代二钱，这样的剂量，能是为了通大便吗？

其实，用大黄不是为了通大便，本来用不着我们去争辩，《伤寒论》原文就已经提到了。试看本条之下（280条）接着就说："太阴为病脉弱，其人续自便利，设当行大黄芍药者宜减之，以其人胃气弱，易动故也。""其人续自便利"，就是说，在"医反下之"之后，其人不是腹泻了一两次即止，而是大便继续溏薄快利，这时如果腹满时痛或大实痛而要桂枝加芍药汤或桂枝加大黄汤的话，就要把芍药和大黄的用量，再次酌予减少。这是因为"其人胃气弱易动"，怕因此而引起腹泻。加大黄竟怕出现腹泻，这能是为了泻肠中的腐秽宿食吗？

那么加大黄究竟是为什么呢？很清楚：加芍药是为了破阴结、通脾络。破阴结，就是破太阴之结滞；通脾络，就是通"小络引急"。大黄是在加芍药的基础上又加的，所以除了破阴结、通脾络之外，还要泻经脉的"炅气"。

八、关于"对传统的错误看法要敢破敢立"

美国哈佛大学的校训是主张"独立思想",提倡"怀疑精神"。这与国际上现代的"问题教育"一脉相承。这是教育的精髓所在,是治学的根本所在,也是人才培养的关键所在,很值得我们学习与重视。先生在这一方面给我们作出了很好的榜样。他之所以提出了很多独到的学术观点,其实就是先生勤于独立思考、具有怀疑精神、提倡问题教育的结果。

先生在这一篇开头说到:在封建社会里的知识分子,很多对于祖国的文化遗产,包括医学在内,不是以进步的科学真理为依据,而是保持着"注不破经,疏不破注"这样的守旧思想。他们不但对于所谓"经文"不敢持否定态度,甚至连注经的所谓"名家",也只能服从,不可对抗。譬如有人对某些问题提出新的见解和看法时,就有人会问:"你见过哪一注家是这样说的?"他们不是从道理上来说服,而是以权威的言论相压服。

我们承认,历代注家们对于《伤寒论》的注解,或从理论上予以发挥,或从临床实践中予以论证,贡献是不少的。然而也要看到,注家们的解释,也并不都是臻善臻美的,精辟独到之处是有的,牵强附会、闭门造车的,也不算少。我们如果不加分析,跟着他们的某些错误论点钻进去,或者明知不对,但慑于"名家"的权威,不敢提出异议,或者因为这已是多数人的看法,不易扭转,便随波逐流,人云亦云,这种对学术不负责任的态度，是要不得的。我们的要求是：除去分析旧注要有科学的态度外，批判旧注还要有反传统的精神。有分析才会有批判，敢破才能敢立。

怎样分析旧注是否正确，从而提出新的见解呢？我认为：凡是越解释就越神秘、越难懂，这样的注解就必有问题，就应当撇开旧注，改弦易辙，另找新的论据。

在这部分内容里，先生主要谈了三个问题，即风伤卫寒伤荣、开阖枢及蓄水证。我们主要分析讲解风伤卫寒伤荣及蓄水证问题。

（一）风伤卫寒伤荣的问题

太阳中风是风伤卫，太阳伤寒是寒伤荣，这是从成无己以来，大多数《伤寒论》注家的共同认识，几乎没有人反对了。风为什么伤卫？寒为什么伤荣？又解释说：风属阳，卫亦属阳，寒属阴，荣亦属阴，阳邪伤卫，阴邪伤荣，这是以类相从。这是多么形而上学的认识啊！这样的解释，

> "以类相从"是中医学的思维方法之一，为什么在这里就成了形而上学？

且不说学者听不懂，就是做这样解释的本人，也不会懂，不过是在自欺欺人罢了。正因为听不懂，所以到清末唐容川就起来辩驳说，错了！应当是寒伤卫，风伤荣。然而寒伤卫、风伤荣，听者又何尝能懂？还不是和风伤卫、寒伤荣一样，在自欺欺人吗？

凡是越解释越难懂的就必然有问题，就应当另找答案。

那么风、寒、荣、卫是怎么一种关系呢？《素问·皮部论》云："是故百病之始生也，必先中于皮毛。"荣是行在脉中，卫是行在脉外的。因此，无论是风是寒，既然必先中于皮毛，也就必然先伤卫。卫气伤了便怎么样呢？《灵枢·本脏》云："卫气者，所以温分肉，肥腠理，充皮肤，司开合者也。"尤其是"司开合"这一功能，对于体温的放散和汗液的排泄，起着极为重要的调节作用。如果卫气伤了，调节的作用失灵，不是开而不合，就是合而不开。开而不合就自汗脉浮缓，就卫强而荣弱；合而不开就无汗脉浮紧，就卫强而荣不弱。自汗为风性疏泄，无汗为寒性凝敛，这就是中风、伤寒命名的由来。旧注不去分析风寒对卫气的不同影响，也不分析荣和卫的相互关系，却把风、寒、荣、卫分了家，就造成了上述错误。

　　有人会反对说："风则伤卫，寒则伤荣"是《伤寒论》的原文，不能随便篡改。岂知《伤寒论》的原文，并不都是张仲景的原文。因为《伤寒论》是经过王叔和重新加工整理而成的，他为了给学者打基础，编前增入《辨脉法》《平脉法》《伤寒例》《痉湿暍》等篇。"风则伤卫，寒则伤荣"就在《辨脉法》中。王叔和整理《伤寒论》，其贡献是不可埋没的，但又辑入其他杂说，有时使《伤寒论》的本旨，欲明反晦，这一点早已有人批评过。更重要的是，学术研究，必须以真理为标准，只要有道理，任何人的意

> 如何评价王叔和对《伤寒论》的整理？

见，都应当采纳。如果没有道理，不但是王叔和，即使是张仲景，同样应当提出批评，绝不应当人云亦云，盲目服从。

（二）蓄水证是太阳之邪循经入腑，热与水结在膀胱的问题

蓄水证到底水蓄何处？蓄水证是不是太阳腑证？蓄水证是不是水热互结？这些问题过去基本定论，即：水蓄膀胱，太阳腑证，水热互结。先生一反传统观点，通过理论与临床分析，提出：水蓄三焦非太阳腑证、非水热互结的新观点。对于蓄水证的病因病机和五苓散的临床运用带来了新的视点和新的思路，当然也带来了新的疑问和新的争论。下面展示先生的论述。

太阳病蓄水证是指71条至74条的五苓散证说的。对于这几条的解释，从前就有不少注家称之为太阳腑证，认为是太阳之邪循经入腑，以致热与水互结在膀胱所致。尤其是近几年来，从各地出版的《伤寒论讲义》教材来看，对上述意见，几乎全都一致起来，未见有谁提出异议。

蓄水证是太阳病中几个重点病变之一，太阳之邪如何循经入腑，又如何使热与水互结在膀胱，我觉得很难理解，而且对于理论和实践，又都是很重要的问题，所以提出来让大家讨论一番，是值得的。

《素问·灵兰秘典论》云："三焦者，决渎之官，水道出焉。""膀胱者，州都之官，津液藏焉，气化则能出矣。"这说明：三焦是行水之道，膀胱是贮水之器，水的

排泄，是通过上、中、下三焦，最后进入膀胱贮存起来，到一定程度，再排出体外。这就可以推知：如果是三焦不利，水道不畅，水就不仅会郁在下焦，而且还会郁滞在人体上、中、下各组织内，使上焦不能如雾，中焦不能如沤，下焦不能如渎。如果不是三焦不利，而仅仅是膀胱不能排泄的话，那就会形成尿潴留，出现小便难、小腹满等症状。尤其是小腹满这一症状，膀胱蓄水时必然存在，而在三焦水道不畅的情况下，其水下输膀胱的功能迟滞，是不能或很少可能形成小腹满的。

明白了上述道理，我们再看看太阳病的蓄水证是怎样一些症状吧。71 条是："脉浮，小便不利，微热，消渴。"74 条是："渴欲饮水，水入则吐。"这两条都是典型的蓄水证，但这些症状中并没有"小腹满"，而消渴这一症状，恰好就是水饮停蓄，致使正津不布，也就是上焦不能如雾的表现。由此可见，把蓄水的病理看作是三焦不利，比看作是蓄在膀胱，更有说服力。

再看蓄水证是怎样形成的吧。

71 条是"太阳病，发汗后，大汗出"，72 条是"发汗已"，73 条是"伤寒汗出而渴"，74 条是"中风发热六七日"。太阳中风本来就"汗自出"，所以把

> 《伤寒论》本无蓄水之名，有了蓄水之名便要争论水蓄何处。膀胱为水腑，又为太阳腑，讲成是水蓄膀胱似乎顺理成章。先生力排众议，提出三焦不利为病机关键。这一理论意义是什么？对临床用方有何启示？

这几条合起来，可以看出，蓄水证是出现太阳病发汗之后，或者自汗出之后。为什么这样呢？

《灵枢·本脏》云："三焦、膀胱者，腠理毫毛其应。"原来人体内的水液，由三焦外出皮肤腠理就是汗，由三焦下输膀胱就是尿，汗和尿虽然出路不同，名称各异，但在体内时不能分家，而且都与三焦膀胱有关。因此，汗多者尿必少，汗少者尿必多。太阳病的发热、脉浮，水液本来就有升向体表准备作汗的趋势，表虚自汗自不必说，即使是无汗表实证，也可因发汗而使水液乘势外泛，尤其是平素三焦气化不足的患者，一经大汗，或者中风汗出延至六七日，水液由于外应皮毛，其下输膀胱的功能就会逐渐减弱，但其上行外

> 有人将利水剂等同于利尿剂，将蓄水证理解为尿潴留。这样认识问题有何弊端？

泛之水，又不能尽出体外，就势必留滞于三焦，这就形成了小便不利、消渴的蓄水证。有的注家认为蓄水证是太阳之邪循经入腑，岂有由于发汗竟把经邪引入太阳之腑的道理！注家之所以把蓄水证解释为循经入腑，是根据经络与脏腑的关系，撇开临床，又加以想象而得出来的。经络和脏腑之间，肯定是有关系的，但经络不是水的通道，因此把蓄水说成是循经入腑，是讲不通的。

有人说：水虽然不能循经入腑，但是太阳经中之热，是可以循经入腑，与膀胱之水相结的。这一说法，正好就是所谓"热与水结"的理论依据。因此，有必要分析一下，蓄水证的病理是否水因热结，这样，就连是否循

经入腑，也可以不辨自明了。

治疗太阳蓄水证的主方是五苓散，请看五苓散是否利水并兼清热的作用吧。

五苓散中的利水药是茯苓、猪苓、泽泻。其中只有泽泻味咸微寒，稍有清热的作用，而茯苓、猪苓，都味甘性平，只能利水，不能除热。尤其是方中的桂枝和白术，一属辛温，一属甘温，一味微寒的泽泻，加入两味温性药中，硬说本方能解热利水，实在太勉强了。真正热与水结致成小便不利是有的，譬如猪苓汤证就是这样。但是猪苓汤证并不是热邪循经入腑，方中也不用白术和桂枝，而是除茯苓、猪苓、泽泻之外，更为重要的是用阿胶养阴，用滑石甘寒利窍。

习惯势力、传统观念，总是不容易改变。就以这几条蓄水证而论，本来并不是难于分析的问题，只是由于从前有些注家是这样说的，于是总有人为这些注解找论据、做辩护。他们除了引用经络和脏腑的关系以证明"循经入腑"之外，还常引用《伤寒论》原文以证明蓄水证必小腹硬满。如论中125条云："太阳病，身黄，脉沉结，小腹满，小便不利者，为无血也。"他们说：这就是太阳病蓄水和蓄血两大腑证的鉴别。其所以需要鉴别，就是因为蓄水证也有小腹满。还有人由于临床用五苓散治膀胱尿潴留，确实行之有效，因而也认为这几条蓄水证就是水蓄在膀胱。这些说法，都是片面地看问题。我们当然知道小便不利又加小腹满是蓄水证，但这并不是说所有的蓄水证都小腹满。五苓散可以治膀胱尿潴留，但是也有针对性，而不是能治所有的尿潴留，更不是凡用五苓散都是为了治尿潴留，尤其是 125 条的"身黄，脉沉结，小腹硬，小便不利者"，虽然也算蓄水证，但这是茵陈蒿汤证，予以茵陈蒿汤就能"一宿腹减，黄从小便去也"。它和这几条五苓散证，根本没有对比的价值。

辩者会说，名家旧注就是这样说的。但是翻阅旧注，各家意见并不一致。譬如张令韶就说："小便不利者，乃脾不转输。"张隐庵说："大汗出而渴者，乃津液之不能上输，用五苓散主之以助脾。"都没有说水蓄在膀胱。尤其是柯韵伯解释水逆证云："邪水凝于内，水饮拒绝于外，既不能外输于玄府，又不能上输于口舌，亦不能下输于膀胱，此水逆之所由名也。"更清楚地指出"不能下输膀胱"是三焦不利，不是膀胱蓄水。不过这些说法，比较起来，还是少数，所以未被人们所重视。但是要知道，真理有时是在少数人手里的。

九、关于"对原文要一分为二"

先生提出这个问题是对的，别说是对待近两千年的古典医著，就是对待现代的医学著作，也要一分为二。这实质也是一个辩证思维问题。

先生指出：《伤寒论》的写作，在当时是成功的。但是时代在前进，科学在发展，若以现代的医学水平来衡量千余年前的作品，无疑是会有一些唯心、落后的东西。因此，不能把《伤寒论》看成天经地义，而是要去芜存精，一分为二。现从以下几个方面予以评价：

（一）在辨证方面

临床证明，有些疾病，如果用伤寒法辨证，依伤寒方用药，其疗效往往出人意表，为现代医学所不及，这已是中西医务工作者所共同认识的事实。但在辨病方面，还是很不够的。

要弄清疾病的本质和病原、病灶，以便掌握疾病发展、变化的全过程，做到心中有数，仅凭六经辨证，还是远远不够的，还必须中西医结合，弄清楚究竟是什么病。

先生提出辨证论治要注意病证结合，这是对的，但必须承认《伤寒论》是既辨证又辨病的。至于"中西医结合"，先生显然是指在当代运用六经辨证时，要注意与西医的"病"互参，这不是六经辨证本身不足的问题，因为现代临床运用中医的任何辨证方法，都存在与西医互相参考的问题。

（二）在理论方面

例如"六经辨证"，这是《伤寒论》对中医学方面突出的贡献，它确实为后世临床大开方便之门。但是也要看到：六经辨证本身，就存在着教条。

譬如少阴篇三急下证，明明是燥屎形成的肠梗阻，只因为症状表现为"下利清水"，而不是大便硬，是"口燥、咽干"，而不是大渴欲饮水，是"腹胀不大便"，而不是大便难，便不叫阳明病，却叫少阴病，就是证明。

又如：同是寒浊为患的吴茱萸汤证，表现为"食谷欲呕"就划归阳明，表现为"吐、利、逆冷"，就划归少阴，表现为"干呕、吐涎沫、头痛"，就划归厥阴。同是停水不渴的茯苓甘草汤证，汗出者，划入太阳，"厥而心下悸者"，划入厥阴。同是阳虚水泛的真武汤证，"发热、心下悸、头眩"的，写在太阳篇，"腹痛、小便不利、四肢沉重"的，写在少阴篇。甚至连"脉滑而厥"的白虎汤证，"下利、谵语"的燥屎证，也编入厥阴篇。这种撇开疾病本质，只依现象来分经的做法，实是典型的教条。

先生上面的这些论述和观点值得商榷，仲景之所以将吴茱萸汤证、茯苓甘草汤证、真武汤证等，分别列入不同的病篇，有的是为了展示本病，大多是为了类证鉴别。而类证鉴别是仲景最为常用的辨证诊断方法，也是我们临床最为常用的辨证诊断方法。何况这样的写法，充分地展示了中医异病同治的辨证思维特色，也充分地展示了《伤寒论》知常达变、阐常述变的辨证思维特色。假设如先生所说，按病分类，整齐划一，那才是"典型的教条"了。我们现在的一些教材就是因为太整齐了，太规范了，才有了"教条"的意味。

（三）在诊断方面

《伤寒论》在诊断方面有宝贵的经验，但有些方面，还很原始，而且也有错误。

就舌诊来说，《伤寒论》中仅有"舌上燥而渴""舌上苔者""舌上白苔滑者""口干舌燥"等寥寥几条，这远不如近代舌诊，对舌质、舌苔的形态、色泽，分析得更为具体，更为详尽。

在诊断方面，不但存在着上述疏漏和教条，而且也有错误。如237条："阳明证，其人喜忘者，必有蓄血，所以然者，本有久瘀血，故令喜忘，屎虽硬，大便反易，其色必黑者，宜抵当汤下之。"这分明是消化道内出血，其所以喜忘，也是血并于下，上气不足所致。这样的脱血证，不去治肠胃，却攻下瘀血，诊断上倒果为因，治疗上也逐末忘本。虽然中医学对于内出血的治疗，有时采用活血行瘀法，也有利于出血点的愈合，但这里指出是"本有久瘀血"而且用的是攻血峻剂，这显然是以破血祛瘀为目的，而不是以治疗出血点为目的。其错误的根源，就是由于诊断方面存在问题。

就舌诊而言，先生所说的还是对的。《伤寒论》确实重视脉诊，少有舌诊。这可能与汉代舌诊理论与临床的局限性有关。特别与温病学对比，充分显示了时代的差异性。

（四）在方剂、用药方面

《伤寒论》方剂、用药简练、灵活、严格，确有精辟独到之处，但有些方面，还是不如后世的成就。前已提到，先汗后下，有时不如后世的防风通圣散、双解散等一方两解，更为稳妥而可靠。又如阳明中风用栀子豉汤，就远不如用刘河间的三黄石膏汤。兹再举一例来说明今胜于昔，后来居上。

212条："伤寒若吐若下后不解，不大便五六日，上至十余日，日晡所发潮热，不恶寒，独语如见鬼状；若剧者，发则不识人，循衣摸床，惕而不安，微喘直视，脉弦者生，涩者死。微者，但发热谵语者，大承气汤主之。若一服利，则止后服。"

病已发展到"循衣摸床、惕而不安"的程度，这分明是热炽伤阴、肝风内动的危证。这只有滋阴潜镇，如

082

后世的一甲、二甲、三甲复脉汤，以及大、小定风珠等酌用，才为对证。即使有腹满不大便的症状存在，也应当采用新加黄龙汤、增液承气汤等增水行舟法，才能立于不败之地。而那时还没有这样的方剂，所以只能采用大承气汤来做孤注一掷，是很不理想的。

先生在这里指出的仍然是历史的局限性问题。由汉代的先汗后下，到明清的表里两解，由仲景的孤注一掷，到吴瑭的增水行舟，反映了治法与用药学术上的进步。

（五）其他方面

如治疗方法中的嚔灌，以及熏、熨、温针、烧针等火劫法，现代已不多见，至少是在治疗外感热病方面很少见到，而在《伤寒论》中，却占了相当大的篇幅。文字方面，也可能有脱简或传抄的错误。如176条："伤寒脉浮滑，此以表有热，里有寒，白虎汤主之。"注家们虽然做了许多解释，也做了许多更正，但仍是不能令人满意。又如98条的最后一句，"食谷者哕"，语法上既不连贯，对于全文又毫无意义。凡此都可能是脱简或传抄的错误，都不要强做解释。

第四讲 关于附编 "伤寒方古为今用"

这是《伤寒解惑论》的最后一部分内容。先生认为《伤寒论》就是讲如何看病治病的医书，理论讲得再好，最后还是要落实在临床。因此，先生专设经方医案，以展示六经辨证的实际运用及经方的临床疗效。

先生在开篇说：应该怎样学习《伤寒论》，前面虽然讲了不少，但这只是讲了一半，而且是不重要的一半。其真正重要的一半，则在于如何灵活地运用于临床。因此，本编再介绍一些临床运用《伤寒论》理法方药的医案，以作启发。

这些医案，是根据以下几条标准选择的：

1. 尽量采取新医案。凡以前文献资料中记载过的，杂志刊物报道过的，让读者自己去检阅，本编不录用。

2. 医案必须是有启发性的。凡用伤寒方，所治的症状，正好和《伤寒论》中各该方所主治的症状相同，譬如用麻黄汤治了个太阳伤寒、用桂枝汤治了个太阳中风，没有突出的特点，没有启发的价值，这样的医案不录。只有汤证虽然在《伤寒论》中讲过，但这些症状是容易被人所误诊、所忽视的，才要采入本编。

3. 必须能突出说明是伤寒方的功效的。因此，凡中西药用得太杂，这样的医案不录。用药虽然不杂，但所用的伤寒方，药物加减太多，失去原方的意义，对原方的功效说服力不大的，一概不录。

4.必须突出用伤寒方的灵活性，因为本编医案的选择，不是为了介绍什么方能治什么病，而是让人们通过医案的学习，能由此及彼，举一反三，在临床上能有新的发现，做出新的成绩。如果真正能够达到这一点的话，即使医案在某些方面不够完整，也要尽量收入本编。

先生选择个人与他人的病案共20个，我们这里不一一列述，从中选择部分最能体现"变法"辨证思维的典型案例，进行分析讨论。

一、五苓散治验

（一）神经性多饮多尿症案（李克绍医案）

王军，男，7岁，往平县人。于1975年7月12日，来省中医院门诊。患儿多饮多尿，在当地医院曾检查尿比重为1.007，

> 《伤寒论》71条五苓散证可见"小便不利"，为什么多尿症亦可用之?

疑为尿崩症，治疗无效，遂来济南。经余诊视，神色脉象亦无异常，唯舌色淡，有白滑苔，像刷了一层薄薄不均的糨糊似的。因思此证可能是水饮内结，阻碍津液输布，所以才渴欲饮水，饮不解渴。其多尿是多饮所致，属于诱导性的。能使不渴、少饮，尿量自会减少。因与五苓散方：白术12g，茯苓9g，泽泻6g，桂枝6g，猪苓

6g。水煎服。上方共服两剂，7月14日其家长来述症状见轻，又予原方两剂，痊愈。

（二）湿疹案（谷越涛医案）

国某，男，64岁，社员，阳谷县石门宋公社国庄大队人。于1975年3月16日就诊。患者两上肢及颈部患湿疹，已两年多，虽迭经治疗，服中西药甚多，疗效不显，时轻时重。本次发作已月余，症见两上肢及颈部密布粟粒样疹点，渗水甚多，点滴下流，轻度瘙痒，身微恶寒，汗出较多，口干饮水，大便正常，小便略黄，舌苔薄

> 治湿疹用五苓散，在《伤寒》原文中能否找到依据？总结一下，仲景在《伤寒》《金匮》中运用五苓散治疗了哪些病证？

白，脉濡缓略浮。证属阳虚不能化气利水，湿邪郁于肌表，津液但能向上向外，外出皮毛，而通调水道的功能迟滞。治宜温阳化气利水，药用五苓散方：茯苓15g，桂枝9g，泽泻9g，白术9g，苡仁24g（代猪苓）。水煎服，3剂。3月19日复诊：患者服第1剂后，患处渗水即明显减少，全身出汗亦基本停止。恶寒消失，口干减轻。此是阳化水降，原方再服3剂。1年后随访，未见复发。

原按：湿疹在中医学文献中未见有此病名，对其论述，散在于"癣""疮""风"等范围内。其病因病机，一般多由风、湿、热客于肌肤而成。急性湿疹以湿热为主，慢性湿疹多因病久耗血，以致血虚生燥生风，肌肤失养所致。而本例之病机则是由于阳虚不能化气利水，

不能"通调水道，下输膀胱"，津液但能上行外泛，郁于肌表，从皮毛作汗，或从患处渗出水液。气机不降，则患处渗水不止，故前虽迭用祛风利湿止痒之剂，终未见效，以致缠绵不愈。五苓散对人体的水液代谢失调有良好的调节作用，故虽不用祛风利湿止痒之品而诸症均除，此不治而治之法，体现出中医"异病同治"的原则和辨证论治的重要性。

先生按：论中 141 条有服五苓散以除心烦、解皮粟的记载。皮粟，俗称鸡皮疙瘩，该条皮粟的形成，是由于当汗不汗，反

> 71 条五苓散方后注说"汗出愈"，这一获效指征说明了什么？

以冷水噀灌，致使将要作汗的汗液被冷水所激，不得外出，反郁于皮肤的汗孔中所致。五苓散能外通腠理，下达膀胱，通行三焦，化气行湿，所以用之有效。本案的湿疹，虽然在表现上与皮粟不同，但都是湿郁肌表，五苓散能解皮粟，就应想到能消湿疹。伤寒方应用万殊，理本一贯，关键问题是要举一反三，灵活运用。上案方药对证，按语分析详明，确是佳案。

先生又按：《伤寒论》中用五苓散的有以下几种症状："脉浮，发热，渴欲饮水，小便不利者"，"水入即吐者"，"伤寒汗出而渴者"，下后"心下痞，其人渴而口躁烦，小便不利

> 同是蓄水证，五苓散证"渴"，茯苓甘草汤证"不渴"，为什么？

者"，霍乱"热多欲饮水者"。《金匮要略·痰饮咳嗽篇》还有"瘦人脐下有悸，吐涎沫而癫眩"者。连同以上两案，都说明五苓散对人体的水液代谢有明显的促进作用。由于本方的药性稍偏于温，所以凡由于水液代谢失调所形成的各种症状，而又宜于温性药的，都可以考虑应用本方。

二、小柴胡汤治验

低热案（李克绍医案）

张某，男，50岁，济南精神病院会计。1973年初夏，发低烧。在楼德治疗无效，返回济南。西医检查，找不出病因、病灶，每日只注射盐水、激素等药物，治疗两月，仍毫无效果。该院西医某大夫，邀余会诊。患者饮食二便均较正常，只是脉象稍显弦细，兼微觉头痛。《伤寒论》云："伤寒脉弦细，头痛发热者属少阳。"因与小柴胡汤原方，其中柴胡每剂用24g。共服2剂，低烧全退，患者自觉全身舒适。该院医师有的还不相信。结果过了3天，患者病愈，已能上班工作。

先生按：《伤寒论》云："伤寒、中风，有柴胡证，但见一证便是，不必悉具。"注家往往把这个"一证"局限于"往来寒热""胸胁苦满""默默不欲食""心烦喜呕"这几个症状上，并称之为柴胡四大主症。临床除了见到这四大主症以外，很少有想到用小柴胡汤的，却不知论中还有一条更为重要却容易被人所忽略的原则是："伤寒脉弦细，头痛发热者属少阳。"为什么这是属少阳呢？因为外感发热，总离不开三阳，头痛、发热是三阳共有的症状，属太阳就应当脉浮，属阳明就应当脉大，如果脉不浮不大而弦细，排除了太阳和阳明，就理所当然地属少阳了。

> 原文用小柴胡汤证治疗往来寒热，现病人表现为持续低热，为何同样可以用小柴胡汤治疗？

少阳脉的弦细，不一定是沉细弦劲，临床证明，只要够不上太阳之浮、阳明之大，而指下端直有力，就算弦细，这一点临床时往往也容易忽略过去。至于柴胡，刘完素称"散肌热，去早晨潮热、往来寒热、胆瘅、妇人产前产后诸热"。足

> 仲景为什么在小柴胡汤的运用中提出"但见一症便是"的运用原则？

见其可以广泛地应用于多种原因的发热。正由于这样，所以治太阳发热，可加入羌活、防风，治阳明发热，可加入葛根、白芷，有人运用小柴胡汤灵活加减，治疗一切外感表热证，就是对于本条有深刻体会的缘故。

三、四逆散治验

（一）肝郁腿痛（谷越涛医案）

李某之母，50 岁，农妇，住阳谷县石门宋公社国庙大队。于 1974 年 5 月 27 日就诊。

主诉：两腿疼痛，酸软无力，渐至不能行走，已月余。

病情经过：患者于 1 个多月前，因恼怒出现脘腹串

痛，时轻时重，并觉两腿烦乱不适。经针刺、服西药两天后，腹痛止，但两腿转而感觉酸痛，并逐渐加重。腿痛的情况是：两膝关节阵痛，右侧较重，并有凉感。两小腿烦乱不适，有时肌肉跳动，腿痛有时牵引腰两侧向内陷的感觉。手足有时觉凉，背微恶风。近几天腿痛烦乱加重，竟至转侧困难，难以入睡，经常彻夜坐着。饮食锐减，面色萎黄。舌质略红，苔薄白，二便正常。左寸脉弦，关脉弦滑，尺脉弱，右脉弦细。

分析：本患者症状虽似复杂，但脉象突出是弦脉，尤其是病发生在恼怒之后，都重点说明是肝气内郁。其所以腿痛烦乱，也正如傅青主所说："手足，肝之分野……盖肝木作祟，脾不敢当其锋，气散于四肢，结而不伸，所以作楚。"治宜疏肝解郁，宣散气血。方用四逆散加味：柴胡9g、白芍6g、枳实9g、怀牛膝9g、甘草9g。水煎服1剂。5月28日复诊：昨日傍晚服头煎后，当夜两腿烦乱的感觉消失，肌跳、疼痛均止，余症亦明显减轻，精神、食欲亦有好转。继与上方1剂。

> 此案从症状辨，腿凉疼伴手足冷、背恶风，应是寒痹，为何诊为肝郁？还有哪些症状提示其与肝郁相关？服四逆散足凉背、恶风均减轻的道理是什么？

5月30日三诊：昨晨空腹服第二剂次煎后，呕吐黏痰甚多，呕后感觉全身轻松，今日已可不用拐杖自行一段路。食欲增加，足凉、背恶风均较前减轻。病人甚为高兴，并言过去两小腿皮肤有刺激性发热感觉，向忘言及，现亦减轻。这更说明过去是肝郁气滞，致使相火不能周流敷布，郁于下肢。现热感消失，是肝气已经条达的缘故，舌色正常，两手脉已转缓，尚略沉。又处方：上方加黄柏6g，水煎服1剂。

5月31日四诊：两腿灼热感已基本消失，睡眠、饮食均佳。今日右膝及右上肢自肩至肘处轻微作痛。病机未变，仍与上方1剂。

6月5日五诊：右膝及右上肢疼痛消失，已无其他痛苦，唯觉行走乏力。仍与上方1剂。

6月8日六诊：诸症完全消失，今日可行走较远，唯胃脘略满。治宜燥湿清热，健脾和胃，佐以疏肝理气。处方：苍术9g，川朴9g，橘红9g，茯苓12g，黄芩9g，木通3g，柴胡9g，枳实6g，甘草3g。水煎服，2剂。8月18日随访，药后诸症均除，已能料理家务。

（二）发作性精神痴呆症（谷越涛医案）

胥某，男，49岁，阳谷县大布公社某大队干部。于1977年4月2日就诊。因郁怒引起精神痴呆症反复发作已两年。每发

> 发作时自觉有气自心下上冲至咽喉，这是否是奔豚？按奔豚治疗是否可行？

作前，自觉有气自心下上冲至咽喉，随即口不能言，体不能动，但心中尚能明了。发作后可能移动时即恢复正常，也可能持续几分钟。每日可发作一两次，也可能间隔5~20天不等。发作将止时，患者有吐出大量痰涎的幻觉，精神遂即清爽，发作过后，可持续有头痛的感觉

达半天。曾到省、地医院检查，按癫痫治疗，久服西药，未见效果，服中药百剂，亦未取效。

患者常感身冷、手足凉，胃脘略觉胀满，心烦，口干能饮，饮食尚可，二便正常，舌质红，苔黄厚，脉沉弦有力。

证属肝郁气滞，胃失和降，湿热内蕴，气机不宣，迫使胃气冲逆，壅塞清窍，遂致如癫痫样发作。宜宣解郁滞，使肝气条达，冲气自易下降，宜四逆散加味。处方：柴胡 9g，白芍 9g，枳实 9g，草决明 12g，生赭石 18g，半夏 9g，甘草 3g。水煎服。方中草决明有较强的疏肝行气作用，再佐以赭石、半夏降冲和胃。此三药只有在四逆散疏肝解郁的配合下，才能起到平冲降逆的作用，如果没有四逆散的疏解条达，只知平冲降逆，不仅无效，必激起反作用而冲逆更甚。患者以前也曾服过大量赭石的药物，但始终无效，其原因就在这里。

4 月 7 日二诊：上方共服 5 剂，病未发作。自病后从未矢气，此次药后却腹中作响，觉有气下

> 见到身恶寒、手足凉是否就是阳气虚?

行，并多次放出矢气。舌苔仍黄厚，知胃气虽已下行，但湿热未消。上方再加苍术 9g，橘红 9g，嘱令再服 4 剂。

4 月 11 日三诊：上次诊病回家后，晚九点又发作一次。但发作时无气上冲的感觉，持续的时间也甚短，发作后头痛消失也快。现身已不觉冷，手足不凉，脉已不沉，舌苔转薄，苔色不黄，舌质略红。因湿热已除，气机已畅，以平陈汤加减续服，巩固疗效. 自后此症未再发作。

(三) 急性阑尾炎 （谷越涛医案）

侯某，男，26 岁。阳谷县石门宋公社龙虎寨大队社员，1974 年 8 月求诊。

右下腹持续疼痛已四五天。初时满腹作痛，两天后疼痛局限于脐部右下方。自述已服过治阑尾炎中药三剂，方中有当归、赤芍、公英、双花、乳香、没药等清热、解毒、活血、行瘀之品，未见疗效，疼痛且有继续加重之势。细询病

> 既是"炎"症，用公英、双花等解毒消炎，为什么无效？这说明什么问题？

情，知患者恶寒、肢冷，痛处有灼热感，局部疼痛越重，身冷越明显。食欲不振，轻度恶心，心烦，口苦，口干不欲饮。舌质红，苔薄黄，脉弦数略沉。证属阳热内郁，气机不畅，局部气血瘀滞，与四逆散合金铃子散。处方：柴胡 9g，白芍 12g，枳实 9g，元胡 9g，川楝子 9g，甘草 6g。上方 1 剂后，右下腹热痛明显减轻。身不觉寒，四肢转温，恶心止。继服 2 剂，诸症消失，随访两年，未见复发。

先生按：四逆散有柴胡以升肝解郁，有枳实以降胃导滞，又有芍药、甘草以养荣和络，缓急止痛，所以凡由于肝郁克土，胃失和降，或胃肠湿滞，阳受郁遏所导致的一切症状，本方都用之有效。以上 3 案，主诉虽然有两腿烦痛、癫痫频作、肠痈腹痛的不同，但从兼见诸脉症来分析，或身觉微寒，或四肢较冷，或脉弦舌赤，或胃脘胀满，或呕吐痰涎，和论中四逆散证的"四逆"

"腹痛""泄利下重"一样，都说明是肝气内郁，肠胃气滞，所以都是本方治疗范畴。《内经》所谓"伏其所主，先其所因"原则，通过以上诸案，可以深有启发。

四、当归四逆汤治验

（一）头目不清爽（李克绍医案）

李某，男性，中年，1996年初夏到省中医院求诊。

主诉：头目不适，似痛非痛，有如物蒙，毫不清爽，已近1年。自带病历一厚本，若菊花、天麻、钩藤、黄芩、决明、荆、防、羌、独等清热散风的药物，几乎用遍，俱无效果。我见他舌红苔少，考虑是血虚头痛，为拟四物汤加蔓荆子一方，3剂。患者第二次复诊时，自述服本方第一剂后，曾经一阵头目清爽，但瞬间即逝，接服二三剂，竟连一瞬的效果也没有了。我又仔细诊察，无意中发现，时近仲夏，患者两手却较一般人为凉。再细查脉搏，也有细象。因想《伤寒论》中论厥证，肢冷脉细，为阳虚血少，属于当归四逆汤证。此患者舌红苔少，也是血少之征，论中虽未言及本方能治头痛，不妨根据脉症试服一下。即给予本方原方三剂。下次复诊，果然症状基本消失。为了巩

> 本案哪些症状、体征提示与肝脏功能失调有关？

> 当归四逆汤治头痛的机理是什么？本汤证与当归四逆加吴茱萸生姜汤证应属厥阴寒证，为什么？

固疗效，又给予3剂。患者说，已能恢复工作。

先生按：余讲伤寒课已有多年，不通过临床，还不知此方能清头目，理论结合实践是多么重要

> 当归四逆汤清头目的机理是什么？

啊！同时也理解了前服四物汤加蔓荆子方之所以能取瞬间之效，全在辛散与益血并用。但续服之后，川芎、蔓荆之辛散，远不敌地黄、芍药之滞腻，益血虽有余，通阳则不足，所以也就无效了。

（二）小儿麻痹后遗症（张灿玾医案）

杜某，男，年20余。

患者幼年曾患小儿麻痹症，成年后，两下肢较细，并软弱无力，行动吃力，走路要拄双拐。每至冬季，即四肢发凉，尤其两下肢，极不耐冷，最易受冻伤。此乃气血虚弱，抵抗力太差，在冬季阳衰阴盛之际，气血更不能畅行于四末所致。今又值冬令，前症加重。仍宜益血通阳为治。方用当归四逆汤原方。连服数剂，即觉两下肢转为温暖，耐寒力亦有所增强。

先生按：当归四逆汤方中，有当归、芍药以益血；桂枝畅血行；细辛、通草以散寒通络；甘草、大枣培中土以增强化源。是一张改善毛细血管循环的方剂。《伤寒论》中用以治"手足厥寒，脉细欲绝者"，王旭高认为本方治寒入营络，腰股腿足痛甚良。加之以上三案，和本方临床常用以治疗手足冻疮，足以说明本方对于因寒而致成的末梢血循环不利，有很好的调整作用。

此外，据报道，有用本方以治寒凝气滞所致妇女月经期小腹痛的，则似应仿《伤寒论》中"若其人内有久寒者，宜当归四逆加吴茱萸生姜汤主之"之例，加入生姜、吴茱萸最好。

五、吴茱萸汤治验

（一）睡后口角流涎（赵恕宾医案）

王某，女，老年。每入睡后即口角流涎沫，及醒时，枕巾即全已湿透。回忆《伤寒论》中吴茱萸汤能治干呕吐涎沫，即予吴茱萸原方，竟获痊愈。

> 此案从睡后口角流涎，想到"干呕吐涎沫"为吴茱萸汤的主治病证。是否亦属"但见一证便是"？

（二）顽固性头痛（张殿民医案）

谢某，女，50岁，军人家属。1975年12月21日初诊。

患者疼痛已两年余，痛当颠顶，如有重物覆压，必以手或其他暖物温熨颠顶，才能略觉缓解。最怕冷，冷则剧痛，所以常年戴帽，不敢遇风，痛剧时，干呕，吐涎沫，但不吐食物，亦不吐水。再重则手足逆冷，出冷汗，别人呼唤，亦不答应。曾延医约40余名，遍及冀、鲁、豫、苏四省。曾服过珍珠、牛黄、琥珀、天麻煮鸡、蝎子、蜈蚣

> 本证重则手足逆冷，出冷汗，为什么不诊断为亡阳，以四逆汤急救回阳？

等，药价贵的每剂 40 余元，但毫无效果。查脑电图正常。脉沉弦，舌苔白薄而腻。此是寒浊上逆，厥阴头痛，宜温肝降浊，吴茱萸汤加减主治。处方：吴茱萸 9g，党参 9g，生姜 3 片，柴胡、生白芍、炒枳实、制半夏各 9g，羌活、防风各 4.5g。水煎服。

12 月 25 日复诊：上方 3 剂，痛减继服 3 剂。可以脱帽，夜间看篮球赛表演，亦不甚痛。脉弦象已减。嘱原方继服。1976 年 1 月 5 日，三诊：痛虽减，但有时仍呕吐，上方加苏梗 9g。

1977 年 4 月 12 日四诊：时隔年余，上方前后共服 20 余剂，已不痛不吐，仅在月经前后，或有数秒或一两分钟的似痛感觉。饮食如常。自述以往遇冬，必以厚棉絮裹头，而 1976 年冬季极冷，未戴棉帽，亦顺利过冬。现在只是有时觉得眩晕。上方再加菊花、钩藤各 9g，患者带方回家。

先生按：吴茱萸汤在《伤寒论》中凡三见：一在阳明篇，"食谷欲呕，属阳明也，吴茱萸汤主之"；一在少阴篇，"少阴病，吐利，手足厥冷，烦躁欲死者，吴茱萸汤主之"；一在厥阴篇，"干呕吐涎沫，头痛者，吴茱萸汤主之"。另外，《金匮要略·呕吐哕下利篇》还有"呕而胸满者，吴茱萸汤主之"一节。这四节对于吴茱萸汤主症的描述，虽有"欲呕""烦躁""吐涎沫""头痛""胸满"等的不同，但其中一个共同的病理是寒浊壅塞。寒浊或在胃上口，或偏近胸中，或聚在胃中脘，病灶的远近和寒浊的多少，以及患者的不同体质、不同的耐受性，构成了这些不同症状的特点。但不管怎样，寒浊不开，症状就不会消失，而吴茱萸汤正是温胃降浊的有效方剂。其中生姜辛温而散，和胃散水，吴茱萸苦温而降，暖胃降浊，是本方的主药。用人参、大枣，是扶正安中，相辅相成。因此，吴茱萸汤对于寒而兼浊者，用之必效。睡后口角流涎一案，就是寒浊，所以本方用得恰好。

六、真武汤治验

神经官能症（张鸿彩医案）

张桂亭，女，47 岁，禹城县廿里堡公社双新大队社员。1976 年 4 月 28 日初诊。

患者于产后 40 天，始觉两臂震颤，以后逐渐加重，发展至全身不自主震颤，已两个半月。阵发性加剧，影响睡眠及进食，病人就诊时亦不能稳坐片刻，并伴有舌颤、言语不利、憋气，以长息为快。食欲差。曾多次就医，各方求治不验，曾在山东医学院附属医院检查，神经系统无异常，诊断为"神经官能症"，服西药无效。也服过中药，补气养血、柔肝舒筋、疏肝理气、平肝潜阳等剂，亦不见效果。诊视：舌质尖部略红，左侧有瘀斑，舌苔白，两手脉俱沉滑弱。治宜温阳镇水，真武汤加味：茯苓 30g，白术 24g，制附子 12g，白芍 15g，生姜 12g，桂枝 9g，半夏 12g，生龙、牡各 30g，炙甘草 6g。水煎服 2 剂。

4 月 30 日复诊：患者自述，29 日晨 8 时服第一剂药，至当日下午 6 时，颤动基本停止，腹内鸣响。当晚又进第二剂，颤动停止。晚上睡眠明显好转，仅有时自觉头有阵阵轰鸣。上方白芍改用 30g，加钩藤 12g，磁石 30g，再取 3 剂，以巩固疗效。

　　体会：震颤，是不随意动作，是运动神经系统的病理现象之一。中医临床对于震颤的病因、病理和治则，有说和抽搐、痉厥等不能截然分开。实证多从风、火、痰来考虑，因为痰郁可以化火，热极容易生风，肝是风木之脏，在变动为握，所以治疗多从清热、化痰、平肝、息风着手。虚证多由气血津液过伤，不能养筋，以致筋急而搐，所以多出现在小儿吐泻之后，或发汗后、失血后、产后、痈疽溃后，治疗时应当注重补养气血。

　　本患者除舌尖稍红之外，别无热象表现，而且诊前多次服过柔肝、舒肝、平肝等药，却毫无效果，则风热实证可以排除。患者脉象沉弱，又发生在产后，确实应该从虚证上来考虑。但已服过补养气血之剂，并未见效，这就不仅仅是虚，而且还要考虑是兼有水饮。因为从症状来说，《金匮要略·水气篇》曾说："水气在皮肤中，四肢聂聂动者，防己茯苓汤主之。"《痰饮咳嗽篇》说："膈上病，痰满、喘、咳、吐……其人振振身瞤剧，必有伏饮。"本论第 82 条的真武汤证，也提到"身瞤动"一症，都和本患者的震颤相符合。再从脉象上来分析：《金匮要略·水气篇》云："寸口脉沉滑者，中有水气。"又云："脉得诸沉，当责有水。"又云："水之为病，其脉沉小，属少阴。"而本病患者的脉象，恰好是沉滑而弱，所以本证的关键，不仅是虚，而且兼有水邪泛滥。既然是水泛，就必是虚在脾肾。因为脾主散精，肾为水脏，脉弱脉沉，就是脾肾两虚，所以用真武汤壮肾阳以镇水，健脾土以制水，是根本的治法，服药后腹内鸣响，就是肾阳蒸动，脾气健运，水饮有不能自容之势。也就是"大气一转，其气乃散"的佳兆。

至于方药，苓术合用，健脾利水；术附合用，暖肌补中；生姜散水；白芍使术、附化湿而不伤阴；尤其加入桂枝，能外通腠理，下达膀胱，温通三焦水道，不但取防己茯苓汤用桂枝通阳有制止肌肉蠕动之意，而且兼有温化水饮以治短气的作用。《金匮要略·痰饮篇》云："短气有微饮，当从小便去之，苓桂术甘汤主之。"本患者有憋气感觉，并以长息为快，亦系水饮所致。本方加入桂枝，正好把苓桂术甘汤也包括在内。此外，又以半夏蠲饮，龙牡潜镇，方药对证，所以二剂痊愈。

七、芍药甘草汤治验

两臂痉挛证（李克绍医案）

孙某，女，中年，两臂乱动，昼夜不止。不住地说："累死我了！累死我了！"由其家人强按其手臂，才诊了一下脉搏。现已记不起是什么脉象，也记不起处方是什么，只记得当时是以养血息风为治。服药后无效。后一老药工李树亭，给予一方，是芍药30g，甘草30g，服后竟获痊愈。

先生按：芍药甘草汤在《伤寒论》中用于发汗亡阴亡阳，在阳复之后的脚挛急症。本方除了养阴之外，还有缓解痉挛的作用，因此，据临床报道，可用于三叉神经痛、坐骨神经痛、腹痛、腓肠肌痉挛等。虽然在不同

的方剂中，根据不同的情况，有时也加入养血、祛风、温经、清火等药，但只要有痉挛现象存在，就都可以加入二味。本案痉

芍药甘草汤除了具有益阴的功能外，还有什么主要功用？

挛昼夜不止，说明二药缓解痉挛的效果显著。

八、桂枝去桂加茯苓白术汤治验

癫痫（李克绍医案）

王某，女性，年约五旬，住济南市白马山。

患者经常跌倒抽搐，昏不知人，重时每月发作数次，经西医诊断为癫痫，多方治疗无效。后来学院找我诊治。望其舌上，一层白砂苔，干而且

震颤、抽搐之类的病，为什么大多从"肝"论治？本案震颤从"水"论治的道理是什么？

厚。触诊胃部，痞硬微痛，并问知其食欲不佳，口干欲饮。此系水饮结于中脘。但病人迫切要求治疗痫风，并不以胃病为重。我想，癫痫虽然是脑病，但是脑部的这一兴奋灶，必须通过刺激才能引起发作。而引起刺激的因素，在中医看来是多种多样的，譬如用中药治疗癫痫，可以任选祛痰、和血、解郁、理气、镇痉等各种不同的方法，有时都能减轻发作，甚至可能基本痊愈，就是证明。本患者心下有宿痰水饮，可能就是癫痫发作的触媒。根据以上设想，即仿桂枝去桂加茯苓白术汤意，因本证

不发热，把桂枝、姜、枣一概减去，又加入枳实消痞，僵蚕、蜈蚣、全蝎以搜络、祛痰、镇痉。处方：茯苓、白术、白芍、炙甘草、枳实、僵蚕、蜈蚣、全蝎。

本案水停心下致昏倒抽搐的机理是什么？

患者于一年后又来学院找我看病，她说，上方连服数剂后，癫痫一次也未发作，当时胃病也好了。现今胃病又发，只要求治疗胃病云云。因又与健脾理气化痰方而去。

癫痫治以健脾散水法，体现了中医怎样的治疗学思想？

先生按：本案患者，历年以来，各处奔走，访医求治，其唯一目的是要求解除癫痫。但是服过不少治癫痫的药物，而癫痫发作如故。改用几剂健脾散水稍加止痉的中药，便停止发作，这其中的道理，大有研究的价值。

据现代精神病学的论述：有一些精神失常的患者，是由于营养缺乏、内分泌机能失调或代谢紊乱各种不同的内脏疾患所引起。这类疾患的躯体症状常很显著，而在全身机能都可能受到干扰的同时，精神症状往往只是疾病的整个临床征象的一部分，因此，又称为症状性精神病。以上两例，同样也是症状性的。

症状性精神病，在《伤寒论》中就有不少的启示。如"谵语""郑声""惕而不安""发则不识人""烦躁不得眠"等都是。这些症状的产生，除少数例外（如热入血室），大部分是由于胃肠疾患——阳明实热或胃家湿热所引起。中医学中有所谓"食厥""痰厥"等，也大都属于这一类。这些精神症状的病理，基本上是"肠胃不和，则九窍不通""清阳不升""浊阴不降"或"浊邪害清"所致。因此，治疗时应健脾胃以治本，泻热导滞以治标，不论从本从标，或补或泻，都能达到不去安神而神自安的目的。

还有需要说明的问题是：同是胃肠不和，却有的能引起精神症状，有的不出现精神症状。即使出现精神症状，其表现也各不相同，据个人临床所见，不但在症状方面有头晕、目眩、耳鸣、失眠、烦躁、谵妄以及癫痫等的不同，而且在程度上也或轻或重，极不一致。譬如以上两案，前者是烦躁，彻夜不寐，后者是癫痫，发作频繁；有的就不是这样，而是较为轻些。为什么有这样的差别呢？这是因为：精神障碍的发生，不仅决定于躯体疾患性质的严重程度和发展阶段，更重要的是决定于患者高级神经活动的类型，和患病时的大脑机能状态，并且与先天的遗传因素、年龄、精神因素以及环境等，也都有密切的关系。

附 《伤寒解惑论》

前 言

《伤寒论》是中国古典医学名著之一，也是学习中医学的必读之书。但是，该书写作年代久远，辞义深奥，又因历代注家各逞己见，把本来不易学习的《伤寒论》，又增添了不必要的障碍，这就使学习该书的人，虽经年攻读，终不得要领。因此，必须研究改进学习方法，找出《伤寒论》原文的主导思想，抓住几个关键性的疑难问题加以解决，才能收到事半功倍之效。

学习《伤寒论》的目的，不是为学条文而学条文，主要是为了临床应用，解决医疗中的问题。如果学用脱节，学了条文不会在临床应用，仍等于不学。因此，能否理论联系实际，在临床医疗中能否灵活运用，这是检验学习《伤寒论》成功与否的主要标志。为使《伤寒论》这一古典医学名著发挥更大的作用，我把多年学习和讲授《伤寒论》的体会，在院党委的领导和支持下，进行了整理，编著了这本书。

本书共分四章，分别讲述了《伤寒论》简介、《伤寒论》中几个基本概念的认识、学习《伤寒论》应注意的问题及《伤寒论》六经串解等内容。还附有伤寒方古为今用，可供医务人员学习《伤寒论》时参考。

由于水平有限，书中难免存有某些缺点错误，希望广大读者予以批评指正。

李克绍
于山东中医学院热病学教研组
1978 年 4 月

目　录

第一章 《伤寒论》简介

《伤寒论》是东汉张仲景的著作，原名《伤寒杂病论》，内容包括伤寒和杂病两部分，书成于公元3世纪初（200~210年）。由于那时印刷术还没有发明，全凭传抄，又值汉末时期，战乱纷起，所以流传不广，散失不全。稍后到了东晋时期，太医令王叔和搜集、整理的伤寒部分，就是现在的《伤寒论》。

《伤寒论》的撰述，是作者以卓越的天才，认真负责的精神，在深入钻研《内经》《难经》等古代医籍的基础上，汇总了汉代以前劳动群众的医药经验，和自己历年的临床实践，加工整理而写成的。书中内容丰富，理法严明。其中尤为突出的一个特点，是创造性地完成了中医学中六经辨证论治的完整体系，所以是一部理、法、方、药俱备，既有理论，又有实践的医学名著。

六经辨证论治，是把各种外感病的临床表现，综合分析，划分为太阳、阳明、少阳、太阴、少阴、厥阴六种不同的类型。再根据这些不同的类型，确定治则，选方用药。

疾病的临床症状表现，实际是各脏腑、各经络之间的病理反应。由于这些脏腑、经络，属性有阴阳，部位有浅深，病情有寒热，病机有虚实，这些反应就形成了不同的综合症候群。因此，六经辨证，实际是包括了脏腑、经络、气化、八纲在内的综合辨证。

下面简明而具体地介绍一下六经辨证的要点。

第一节　太阳病

太阳主卫外，所以太阳病是表病。足太阳的经脉上额交颠，入络脑，还出别下项，抵腰，入循膂，络肾，属膀胱。所以太阳受病，不能卫外，又邪入经络，就会脉浮、头项强痛而恶寒。病在表，应当发汗。有汗为太阳中风，宜用桂枝汤；无汗为太阳伤寒，宜用麻黄汤。又因膀胱是太阳之腑，所以太阳的变证，有时能"热结膀胱，其人如狂"。

第二节　阳明病

阳明主里，所以阳明病是里热病。里热外蒸，就不恶寒，反恶热。腹满、便秘的为阳明腑证，宜攻下，可选用三承气汤；自汗、口渴、脉洪大的，为阳明经证，宜清热，用白虎汤。阳明腑为胃与大肠，所以其病理是"胃家实"。足阳明的经脉起于鼻之交頞中，下循鼻外，手阳明的经脉夹鼻孔，故凡出现口干、鼻燥、但欲漱水、不欲咽者，是热在阳明经络，是必衄之征。

第三节　少阳病

少阳为少火，喜条达不喜郁闭。少火被郁，就口苦、咽干、目眩。兼目赤、耳聋、胸中满而烦的，为少阳中风；头痛发热、脉弦细的为少阳伤寒。手、足少阳的经脉，分别布膻中，循胸胁，所以外邪袭入少阳的经络，又能出现往来寒热、胸胁苦满等半表半里的症状。治宜散郁火、枢转少阳，与小柴胡汤。

第四节　太阴病

脾脏属太阴，凡脾脏虚寒，不能运化，出现腹满而吐、自利不渴的，就是太阴病。治法当温中祛寒，宜四逆辈。足太阴的经脉，从膝股内前廉，入腹、属脾、络胃，所以太阳病误下，外邪陷入太阴，经脉壅滞时，能出现腹满时痛，或大实痛。治宜和太阴、通脾络，选用桂枝加芍药汤，或桂枝加大黄汤。

第五节　少阴病

少阴是心、肾二脏，藏精而主火。凡心肾两虚，脉微神衰的，就是少阴病。治宜急救回阳，选用白通汤、四逆汤等。也有肾水亏虚，导致心火炽盛，心中烦，不得卧的，这是少阴病的变型，宜育阴泄火，用黄连阿胶汤。手少阴的经脉上夹咽，下膈络小肠，足少阴的经脉循喉咙，所以病在少阴的经络，能出现咽痛，或下利便脓血。咽痛的，选用甘草汤、桔梗汤、苦酒汤、半夏散及汤等。下利便脓血的，用桃花汤，或用刺法以泻经络之邪。

第六节　厥阴病

厥阴之脏为肝与心包，中藏相火，阴中有阳。所以其为病是寒热错杂，上热下寒。如消渴、心中痛热的，宜清上温下，可与乌梅丸。肝的经脉与督脉会于颠，若肝气夹寒浊上冲，干呕、吐涎沫、头痛的，宜温肝降浊，用吴茱萸汤。有厥阴热邪，奔迫于大肠之间，出现热利下重的，宜用白头翁汤。

以上六经，太阳、阳明、少阳，是三个阳经；太阴、少阴、厥阴，是三个阴经。阳经都属实属热，以发热为特点，是腑病的反应，治疗或汗，或下，或清，都以驱邪为主。阴经属虚属寒，以无热恶寒为特点，都是脏病的反应，治疗或温，或补，以扶正为主。这样，六经在《伤寒论》中，对于辨证来说，就起到了提纲挈领的作用。

六经辨证，除了上述作用外，还有另外一个重要方面，就是指出了三阴三阳病并不是固定不变的。它可因体质的差异、宿疾隐患、治疗经过等，出现各种不同的兼证、夹证、变证和相互转化等。这就使伤寒的治法更加丰富多彩，变化无穷。加之理法严格，方药简练，所以凡真正掌握了六经辨证施治之后，就不仅能治各种外感病，也有助于治疗一切杂病。正因如此，所以历代医家，无不奉为规范，并推崇为学习中医学的必读之书。

《伤寒论》是用古汉语写成的，文字古奥，义理深长，没有一定的古文修养和临床体会，读起来就非常困难。因此，学习《伤寒论》不能不借助于后世的注解等。

为《伤寒论》做注解的，最早是金代成无己的《注解伤寒论》。自此以后，名家迭出，到现在为止，已不下二三百家。其中为人们所常读的有：金代成无己的《伤寒明理论》，宋代许叔微的《伤寒发微论》，明代方有执的《伤寒论条辨》，清代程应旄的《伤寒论后条辨》，张锡驹的《伤寒论注解》，柯韵伯的《伤寒论注》《伤寒论翼》，尤在泾的《伤寒贯珠集》，汪琥的《伤寒辨证广注》，黄元御的《伤寒悬解》，张路玉的《伤寒缵论》，喻昌的《尚论篇》，陈修园的《伤寒论浅注》，唐宗海的《伤寒论浅注补正》等。此外还有一些，不一一列举。

以上各家，或从文字上做注解，或从义理上做发挥，或从临床上予以论证，或出于辨疑解惑，或使之连贯易读，对于我们学习《伤寒论》都有很大的帮助，所以被推崇为名家。但是所谓名家，只是说他们对于《伤寒论》的某些方面，或某些问题，有独特的发挥和创见，这并不等于他们的注解和论述都是完美无缺的。另一方面，还有一些虽未被人们看作是名家，但在某一个问题上可能有独到的见解。因此，要选择关于《伤寒论》的辅导读物，就不要单从名家这一概念出发，名家也好，非名家也好，只要诠释得恰当、合理，就应当采用，不恰当、不合理，就应当摈弃。本书的写作，就是以此为指导思想，并结合作者独自的学习心得和经验体会而写成的。

此外还有需要说明的一点，是《伤寒论》的版本。

目前通行的《伤寒论》有两种版本：一是金代成无己的注解本，即《注解伤寒论》。一是宋代镌治平（1065）本，即高保衡等的原校本。前者以明嘉靖间汪济明的刊本为善，后者原刻已不可得，现在仅存有赵开美的复刻本。总之，宋、金时代的原刻《伤寒论》已不易见到，现在所能见到的，都是明刻本。但两者相较，成氏的注解本，已渗进了许多己见，又经辗转翻刻，出入尤多。高保衡的校本，虽然是赵开美所复刻，但赵氏是依照原书复刻的，与当时的原刻治平本，不会有多大的出入。因此，近代的《伤寒论》注者和读者，大都喜欢采用这一版本。

赵开美复制的治平本《伤寒论》，全书共分 10 卷，22 篇，合 397 法，除去重复，定有 113 方（其中禹余粮丸方缺，实际只有 112 方）。

这 22 篇之中，"辨脉法""平脉法""伤寒例"等篇，词句既不类"太阳"诸篇的文字，义理又多凿空臆说。"痉湿暍"篇，已被编入《金匮要略》中。至于"不可发汗""可发汗""发汗后""不可吐""可吐""不可下""可下"，以及"发汗吐下后"等篇，其中绝大多数条文，都是"太阳"等篇中原文的重出。所以注家从方中行以后，对于这些篇都删而不谈。这样，就只剩下"辨太阳病脉证并治"上、中、下 3 篇，"辨阳明""辨少阳""辨太阴""辨少阴""辨厥阴""辨霍乱""辨阴阳易"等各 1 篇，共 10 篇。

1955 年，重庆市中医学会录用了赵开美本上述 10 篇，同时又将《金匮玉函经》（即《伤寒论》的别本）《千金方》《外台秘要》《注解伤寒论》《仲景全书》，以及其他几种主要注本，相互校阅，并将各条文依次编列号码，印刷成册。这就是本书写作中所据以引用的蓝本。

第二章 《伤寒论》中几个基本概念的认识

学习《伤寒论》，首先遇到的是下面一些问题：一是《伤寒论》所论的伤寒，究竟是广义的，还是狭义的？就

114

是说包不包括温病在内？二是《伤寒论》以三阴三阳名篇，即所谓六经，六经的概念究竟如何？三是伤寒有传经之说，传经究竟是怎么一回事？

这些问题，是历代注家争论得非常激烈的问题，也是学习《伤寒论》必须首先弄清楚的问题。下面分别谈谈个人对于这些问题的体会。

第一节 伤寒和温病的关系

《素问·热论》说："今夫热病者，皆伤寒之类也。"《难经·五十八难》说："伤寒有五：有中风，有伤寒，有湿温，有热病，有温病。"这说明，中医学中的伤寒二字，有广义、狭义两种不同的含义。广义的是包括所有的热病在内，狭义的是五种伤寒中之一。

对于《伤寒论》中所论的伤寒，究竟是广义的，还是狭义的，在中医界过去和现在，一直存在着这两种不同的争论。有的认为，《伤寒论》只是为治伤寒而设，这个伤寒，是狭义的，并不包括温病。张仲景可能还有《温病论》，但是已经散佚了。或者说仲景只长于治伤寒，而短于治温病。如杨栗山、王安道等，就是这样认为的。

另一部分人则认为，《伤寒论》的伤寒，是广义的，是包括温病在内的，能治伤寒就能治温病，"后人不能出其藩篱"。

这两派的争论，相持不下，一直延续到今天，还没有统一的结论。

《伤寒论》究竟是否包括了温病？能不能治温病？这

个问题，应当以发展的眼光来看待。从《伤寒论》的内容来看，确实是包括了温病在内的各种不同的热病，但由于是历史上第一次总结，实践经验还不能说十分丰富，理论水平也不够十分完善，所以用现代眼光来看待的话，对于治疗伤寒方面是比较完善了，而对于治疗温病方面，则不可否认是不够的。但也只能说是"不够"而已，而不能说不包括温病。譬如从方剂来看：桂枝二越婢一汤就是一张辛凉解表的方剂；温病学中的化斑汤，就是《伤寒论》中白虎汤的加味；加减复脉汤、一甲复脉汤、二甲复脉汤、三甲复脉汤、救逆汤，都是从炙甘草汤衍化而来；增液承气汤，就是调胃承气汤去甘草加生地、元参，麦冬；坎离既济汤，就是黄连阿胶汤加生地、甘草；椒梅汤来源于乌梅丸；凉膈散来源于栀子豉汤。至于治则方面，举例说，叶香岩《外感温热篇》云："救阴不在血，而在津与汗，通阳不在温，而在利小便。"这实际来源于《伤寒论》中的芍药甘草汤、桂枝加附子汤和猪苓汤等。因为芍药甘草汤是养津以救阴，桂枝加附子汤是止汗以救阴，而猪苓汤是利小便以退热。这都足以说明，温病不但在方剂方面，就是理论方面，也都与《伤寒论》一脉相承。

温病学说在《伤寒论》的基础上，不但有所发展，而且还有所改进。例如表证兼有里实证的，在《伤寒论》中，先汗后下是绝对必要的，而在温病学中则可以同时表里两解。又如《伤寒论》中的阳明中风，主以栀子豉汤，而温病学中三黄石膏汤所主治的症状，实际就是《伤寒论》中的阳明中风，疗效却远比栀子豉汤为好。还有"伤寒若吐若下后不解……循衣摸床，惕而不安，微喘直视，脉弦者生，涩者死"。论中仍主以大承气汤做孤注一掷，而在温病学中则有大、小定风珠和增液承气汤等，都比单用大承气汤更加稳妥而可靠。这些，都足以说明，温病学是《伤寒论》的进一步发展，来源于《伤寒论》，而不同于《伤寒论》。吴鞠通总结温病，著《温病条辨》，自称跳出伤寒圈子。可以说他确实跳出伤寒圈子了，因为在理论方面，从六经辨证改用卫气营血与三焦辨证；在药物方面，从麻黄、桂枝发展到薄荷、芦根、西瓜皮等。但也可以说，他仍然没有跳出伤寒圈子，因为温病本身就包括在《伤寒论》之中。不过由于时代的继续发展，药物的继续发现，理论的继续提高，到一定程度，也和其他科学一样，分科只是其必然的结果罢了。

第二节　三阴三阳和六经

凡读过《伤寒论》的人，都知道伤寒是以六经辨证的。六经就是三阴三阳。三阴三阳是怎样产生？又怎样为中医学所运用的呢？下面谈谈这个问题。

古人分析事物的属性，起初只有阴、阳两个方面。后来由于只分阴阳，觉得还不够，也不能说明较为复杂的问题，于是又把阴阳各分为三，便成了三阴三阳——太阳、阳明、少阳、太阴、少阴、厥阴。《素问·至真要大论》："愿闻阴阳之三何谓？岐伯曰：气有多少异用也。"就是说：阴阳虽然能代表事物的两个方面，但是不同事物的每一方面，其阴或阳总是有偏多偏少的不同，因而它的作用也就各不相同，所以又分为三阴三阳。

三阴三阳用到中医学方面，在《内经》就有：①用以代表风、寒、暑、湿、燥、火六气的，如《素问·天元纪大论》"厥阴之上，风气主之，少阴之上，热气主之，太阴之上，湿气主之，少阳之上，相火主之，阳明之上，燥气主之，太阳之上，寒气主之"就是。②用以代表脏腑的，如《灵枢·经脉》，以太阳代表膀胱与小肠、阳明代表胃与大肠、少阳代表胆与三焦、太阴代表脾与肺、少阴代表肾与心、厥阴代表肝与心包络。由于各脏腑的经络，有由胸走手、由手走头、由头走足、由足走腹的不同，因此又把各脏腑及其经络区分为手三阴、手三阳、足三阴、足三阳。这样，就由六演变为十二，由抽象的概念，演变为具体脏腑经络的名称了。

三阴三阳在中医学中不但代表了六气、脏腑和经络，到了汉代张仲景著《伤寒论》又用以代表疾病的类型。如"脉浮、头项强痛而恶寒"为太阳病，"胃家实"为阳明病，"口苦，咽干，目眩"为少阳病，"腹满而吐，食不下，自利益甚，时腹自痛"为太阴病，"脉微细，但欲寐"为少阴病，"消渴，气上撞心，心中痛热，饥而不欲食，食则吐蛔"为厥阴病。这就是历代《伤寒论》注家所说的"六经"。

《伤寒论》中划分六种病型，本来是和六气、脏腑、经络都有着密切的关系的，所以也只有以三阴、三阳命名，才最为全面，最为恰当。试看《伤寒论》中的篇名，只是"辨太阳病脉证并治""辨阳明病脉证并治"等等，而不是"辨太阳经病""辨阳明经病"，其原因就在这里。

《伤寒论》的注家和读者们，都习惯于把三阴三阳叫作"六经"，"六经"读起来比"三阴三阳"方便，但是容易使人错误地认为"经"即"经络"之经，由此把人引入歧途。例如，有的《伤寒论》注家竟说：《伤寒论》只提足经，不提手经，是由于足经长，手经短，言足经就能包括手经。刘草窗竟进一步提出了"伤寒传足不传手"的谬说。他们直把三阴三阳等同于经络，这都是从六经的"经"字引起的错误。柯韵伯在《伤寒论翼》中说："仲景六经，是'经界'之经，而非'经络'之经。"意思是说，六经之经是面，而不是经络之经的线，这一解释倒很正确。但是张仲景只提过三阴三阳，何尝提过"六经"？正如章太炎在《猝病新论》（现改称《章太炎医论》）中所说："仲景本未直用'经'字，不烦改义。"

第三节　伤寒传经的实质和
伤寒日数的临床意义

外感病发生以后，总是每日每时在不断地变化，绝不会老是停留在原始的症状上。这些变化的结果，除了自愈者外，其余的在《伤寒论》中，有的叫作"传"，有的叫作"转属"或"转入"。后世注家的所谓"传经"，就是以此为根据，又加以主观想象和神秘化而造出来的。

《伤寒论》中的"传"或"转属"，究竟是怎么一回事呢？是不是和后世的所谓"传经"那样神秘难测呢？现分析说明如下。

原来外感发病的初期，三阴三阳的症状并不典型，患者只是觉得"发热恶寒"或"无热恶寒"，并酸懒不适而已。这种现象，我们暂且称之为六经发病的前驱期。在前驱期中虽然还看不出将来要发展为哪一经病，但是也可以做出一个大概的估计。这就是"病有发热恶寒者，发于阳也，无热恶寒者，发于阴也"。这是因为，如果恶寒的同时又发热的话，就说明患者阳气素盛，大概将来会定型于三阳。如果只恶寒而不发热，就说明患者阳气素虚，将来必定型于三阴。至于什么时候定型，也就是说三阴三阳前驱期的长短，也有其临床的大体经验。一般是太阳病可以没有前驱期，一得病当天就会"脉浮，头项强痛而恶寒"，顶多只是短暂的"或未发热"而已。而阳明病则是"始虽恶寒，二日自止，即自汗出而恶热也"，显现出阳明的特征，终于"三日阳明脉大"，成为典型的阳明病。至于少阳病的口苦、咽干、目眩，则多出现于第三日，这从"伤寒三日，少阳脉小者，欲已也"反面证明：伤寒三日脉不小，就要出现"口苦、咽干、目眩"的少阳病。由此可见，三阳发病，由前驱期到各经具体症状的出现，大概是太阳病在第一日，阳明病在第二日，少阳病在第三日。然而临床常有不少发热恶寒的患者，未经治疗，也并不出现任何三阳病的症状，竟会逐渐寒热消失而自然痊愈。因此论中又说"伤寒一日，太阳受之，脉若静者，为不传"；又说"伤寒二三日，阳明、少阳证不见者，为不传也"。结合"伤寒三日，少阳脉小者，欲已也"，说明在这前驱期中，阴阳气血有可能重新得到调整，就不发展为三阳病；或者这根本不是什么病的前驱期，只不过是一种轻度的外感，所以发生于肤表，也消失于肤表，而不向前发展。

至于三阴病典型症状的出现，也有其临床的大体规律。三阴病的前驱期是无热恶寒，既然发不起热来，说明是阳虚体质，病情就会向里虚里寒的三阴方向发展。这就可能出现"伤寒四五日，若转气下趋小腹者，此自欲利也"，这就是传入太阴。或者"至五六日，自利而渴者属少阴也"。如果六七日不解，出现手足厥，无论是寒厥或是热厥，则为病入厥阴。这样看来，三阴病典型症状的出现，其先后次序，大概是太阴病是四五日，少阴病是五六日，厥阴病是六七日。但是无热恶寒的患者，是否都要出现三阴病，也不能肯定。因此论中又说："伤寒三日，三阳为尽，三阴当受邪，其人反能食而不呕，此为三阴不受邪也。"可见三阴病也可能在前驱期中阳气恢复而停止发展。或者这也根本不是什么病的前驱期，只不过是阳虚者的轻度外感罢了。

不管怎样，从以上可以看出，三阳病的出现，有一个发热恶寒的前驱期，三阴病的出现，也有一个无热恶寒的前驱期。由前驱期进入出现各经的症状期，这就叫"传"。柯韵伯认为，"传"，就是《素问·水热穴论》"人伤于寒，传而为热"之"传"，就是变化了的意思。具体说来，就是由三阳病或三阴病共有的前驱期，变成可以明确划分为某一经病的症状定型期，这就叫"传"。

还可以看出，前驱期的长短，三阴病和三阳病也各不相同。太阳病很少有前驱期，阳明病是二日以后，少阳病是三日以后，太阴病是四日以后，少阴病是五日以后，厥阴病是六日以后。这就说明：病情越深重的，其前驱期越长，病情较轻浅的，其前驱期也较短。后世注家，不把一日太阳、二日阳明、三日少阳、四日太阴、五日少阴、六日厥阴看作是其前驱期的长短，却把一日、二日、三日、四日等理解为六经病互相传递的日期和先后次序，认为伤寒第一日，应当发为太阳病，第二日太阳病应当传给阳明经，变成阳明病，第三日再由阳明病传给少阳经，变成少阳病……以致最后变成厥阴病。为什么产生这样的错误认识呢？这是由于：①把三阴三阳六经，错误地认为是经络之经；②把同一经病的前驱期和定型期，看成是两个病；③错误地把"传"理解为这一经病传给另一经发病，成了"传递""传授"之传。注家并引用《素问·热论》"伤寒一日，巨阳受之……二日，阳明受之……六日，厥阴受之"作为日传一经的论据。还认为，日传一经，依次相传，是伤寒的一般规律。但是临床并未见到日传一经这样的事实，于是又强为解释说，这是一般中之特殊，传经中之例外云云。其实，《素问·热论》的几日某经受之，何尝是指这一经传给那一经，其实质精神，同样是指的由前驱期进入典型症状期。这点，沈金鳌在《伤寒论纲目》中所引闵芝庆的说法，已经接近于这样的初步认识。

《伤寒论》中的"传"，并不是说这一经病变成另一经病，已如上述。但是临床上由这一经病传递给另一经而变成另一经病的情况，确实是有的。譬如"太阳病，若发汗，若下，若利小便，此亡津液，胃中干燥，因转属阳明。""本太阳病，初得病时发其汗，汗先出不彻，因转属阳明。""太阴者，身当发黄，若小便自利者，不能发黄，至七八日，大便硬者，为阳明病也。""本太阳病，不解，转入少阳者，胁下硬满，干呕，不能食，往来寒热。""本太阳病，医反下之，因而腹满时痛者，属太阴也。"等等都是。总之，或因误治，或是自然演变，由这一经病变成另一经病，是常有的。但是这不叫"传"，而叫"转属"或"转入"。"转属"和"传"不同，传之前的前驱期和传之后的典型症状期，其临床表现虽然不同，但前后仍是一个病。而"转属"就不同了，转属之前是一经病，转属之后又是另一经病。虽然在现代医学看来，这可能是一种病的不同阶段，而在《伤寒论》中，则由于属性和治则的显然不同，就要划分为两种不同的类型，而成为两种病了。

为了说明外感病传和转属的实际意义，及其与发病日数的关系，列表如下（表1）。

表1 外感病传和转属的实际意义及其与发病日数的关系

经数		一经（进行期）					到经	过经	再经（变化期）					复过一经
日数	1	2	3	4	5	6	7	8	9	10	11	12	13

发热恶寒
太阳病 → 自愈
→ 如疟状发热恶寒
→ 蓄水
→ 蓄血
→ 结胸
→ 发黄
→ 濈然汗出者，属阳明
→ 白虎加人参汤证
→ 脉浮缓不发黄，大便硬
→ 往来寒热，胸胁苦满
→ 热入血室

阳明病 恶寒止 脉大 口苦 咽干 目眩
少阳病 转气下趋，小腹欲自利 自利而渴

无热恶寒
太阴病 → 息高者死
→ 自利烦躁不得卧寐者死
→ 热在膀胱必便血
少阴病 → 厥不还者，汗出不止者死
→ 发热而厥，下利者，难治
厥阴病 → 肤冷，脏厥

前 趋 期

表1表明：①"传"是同一经病的深化。"转属"是

123

病位和属性的变化。②不但每一经病的前驱期进入定型期的"传"，可有大概的日数作参考，就是定型后的"转属"，也可以根据日数划分阶段来观察。大体是以六日为一过程，也叫"经"。第一过程终了，叫作"经尽"，进入第二过程，叫作"再经"。第一过程，由不典型到典型，是疾病的进行期。第二过程是疾病的变化期。变化有两种可能：①向好的方面变化，包括病情缓解或痊愈在内。论中说，"太阳病，七日以上自愈者，以行其经尽故也"，"发于阳者七日愈"就是。如果患者是无热恶寒，四五日未出现太阴病，五六日又未出现自利而渴的少阴病，六七日又不出现厥，那就是里阳恢复，就是论中所说的"发于阴者六日愈。"②向坏的方向发展，包括转属阳明、转属少阳，也包括蓄水证、蓄血证、发黄证、结胸证等。这些变化，都是从受病之日起，邪正斗争，阴阳气血由渐变而突变的结果。

既然体内的阴阳气血在不断地演变，所以伤寒发病之后，其日期的深浅，有其大体的临床指导价值。论中不少条文都提到"一二日""二三日""三四日""四五日""五六日""六七日""七八日""八九日""十余日""十三日"等，都是启示体内的变化情况，是指导临床的参考资料，虽然不能过于拘泥，但也不是无的放矢。

凡变证之由于自然演变而成的，大体都有日数可供参考。但如果是由于治疗或治疗不当而变的，其变化就不受日数的限制，就像太阳病经过发汗而愈就不需要"七日以上"一样。但是误治以后的结果，除了关系到所采取的治疗方法以外，也取决于内在因素，而内在因素的形成，仍然与日数有关。譬如太阳病发汗因转属阳明，只有在胃肠道逐渐化热化燥的情况下才能促成。如果是初得病的一二日，内未化热化燥，即使过汗，也只会亡阳，不会转属阳明。又如论中的变证，有不少是由于"太阳病下之"所促成的。太阳病而竟误用下法，就提示可能是太阳病虽然未解，而阳明已在化热化燥了，这也必然与日数有关。正因如此，所以在什么情况下发汗会亡阳，什么情况下发汗会转属阳明，什么情况下下之会协热利，什么情况下下之会下利清谷，什么情况下下之会成结胸、作痞、致虚烦，除了汗下不如法之外，内因也要考虑在内，因此，日数的深浅，仍然有参考价值。

日数既然可以启示内在的变化情况，所以临床诊断、处方用药，日数也有参考价值。例如"少阴病，得之二三日，麻黄附子甘草汤微发汗"，为什么？"以二三日无里证，故微发汗也"。又如"伤寒二三日，心中悸而烦者，小建中汤主之"。是因为二三日就悸而烦，只能是里虚，邪热入里之烦，不可能那样迅速。又如251条估计燥屎的形成，"二三日，烦躁心下硬"，只是宿食，"至四五日"才少与小承气汤"令少安"，"至六日"才"与承气汤一升"等，都说明日数的多少，在临床治疗时，也是不可忽视的参考资料之一。

三阴病以少阴病和厥阴病最为深重，而六七日、七八日是再经的初期，也是这两经病极为关键的时刻，不是好转就是恶化，读《伤寒论》时尤应注意。

由以上所述，可见伤寒的变化是与日数的深浅关系极为密切的。但是也要看到，这只有在旧社会尤其是旧社会的偏僻农村，才能观察得最清楚。因为那里缺医少药，患病后不能及时治疗，只能听其自然演变，所以连一般农民也有这方面的常识。比如直到现在农村中的老年人每遇到外感热病，还常提到"伤寒紧七慢八"之说（就是说七八日是伤寒病变化的关键时刻），就是很明显的例子。可是到了今天，毛主席的革命卫生路线深入人心，赤脚医生的茁壮成长、合作医疗的普及巩固，使得广大农村形成了一个防治结合的卫生网，赤脚医生送医送药上门，不允许疾病自由发展，就很难观察到日数与伤寒的关系，因而日数的深浅就不像以前那样被临床者十分重视了。不过我们既然要研究《伤寒论》就仍应考虑到千余年前编写《伤寒论》的时代背景，结合临床实际，实事求是地弄清楚伤寒的日数究竟有什么价值，传经究竟是怎么一回事，才能真正理解《伤寒论》。另一方面借此了解一下人体的抗病机制，也是有益的。如果不是这样，只盲目地看注解，就会被旧注家引入歧途。旧注家的错误又在哪里呢？错就错在脱离实际，凭空臆想，挖空心思牵强附会，硬把这些变化称之为"传经"，而且还造出什么"循经传""越经传""首尾传""表里传""传足不传手"等谬说，把一部及其朴素实用的《伤寒论》涂上了一层层形而上学的色彩。

第三章　学习《伤寒论》应注意的几个问题

　　《伤寒论》是千余年前用古汉语写成的，医学上的名词术语和行文的语法习惯，都有其时代的特征，能不能正确地理解这些特征，与能否正确地理解《伤寒论》有很大的关系。另一方面，读《伤寒论》不能不借助于各家的注解，也要有分析、有批判，因为各家见仁见智各不相同，甚至门户水火，互相诋毁。如果不善于分析就会"此亦一是非，彼亦一是非"，蒙头转向如坠云雾中，甚至被别人牵着鼻子走，替错误者做辩护。

本章针对上述情况，提出学习《伤寒论》应注意的一些问题，既可使学者少走弯路，也避免被错误的注解引入歧途。

第一节　要正确理解当时医学上的名词术语

《伤寒论》中的名词术语是极为朴素的，有的流传到现在，还是大众化语言，如"能食""不能食""大便硬"等。但是这种语言用在医学上，就有一定的含义，也有一定的运用范围，又与一般的语言不同。

一、病与证

病，有病名，有一定的病位，有一定的属性，其发生、发展基本上有一定的过程与规律，在《伤寒论》中病有三阳病、三阴病等。

证，是每一种病在不同时期的不同症状表现。譬如同是太阳病，初期是脉浮、发热、恶寒、头颈强痛等表证，而到了出现水液代谢障碍的时候，就会出现消渴、小便不利等里证。在《伤寒论》中除了表证、里证之外，还有桂枝证、柴胡证等名词。

二、伤寒

有二义：一是广义的，是一切外感病的总称。初起有发热恶寒的，也有无热恶寒的。发热恶寒的多发展为三阳病，无热恶寒的多发展为三阴病。二是狭义的，是三阴三阳病分类中的一种病型，与中风相对而言。如太阳病有太阳中风、太阳伤寒，阳明病有阳明中风、阳明中寒（见下注），少阳病有少阳中风、少阳伤寒。太阴病、少阴病、厥阴病也是如此。

三、中风

是三阴三阳病分类中与伤寒相对的一种病型。其命名的根据有二：一是风性疏泄与寒性凝敛相对。如太阳病有汗称中风，无汗称伤寒。二是指阳邪，与寒为阴邪相对。如大青龙汤证，无汗烦躁者为阳邪，为中风；身不痛但重，不烦躁者，对比之下为阴邪，为伤寒。阳明病若能食，名中风；不能食，名中寒。少阳病目赤、胸中满而烦者为阳邪，为中风；仅头痛发热、目不赤、不烦满者，相对的为阴邪，为伤寒。太阴病手足自温、不太热、不烦痛者为伤寒；四肢烦痛者，相对的为阳邪，为中风。由于那时还没有"寒化证""热化证"这样的名词，所以少阴病和厥阴病同样也都是以寒化证为伤寒，热化证为中风。

四、阳明中寒

中寒这一名词，仅见于阳明病中，是与阳明中风相对而言。其胃阳素盛化热迅速者为中风，胃阳不盛化热迟缓，化燥费力者为中寒。因阳明病是胃家病，是里病，所以不叫伤寒而叫中寒（"中"字读平声）。

五、传、转属、转入、系在

传、转属，见前"伤寒传经的实质和伤寒日数的临床意义"一节。

转入，即转属。

系在，伤寒在还未转属别经之前，已经具备了转属别经的内在条件，出现了可能转属别经的苗头，叫作"系在某经"。譬如"伤寒脉浮缓，手足自温者，此为系在太阴"。就是说缓主内湿，手足不热而温，是脾阳不盛，这就具备了表热与太阴脾湿相搏，转变为太阴发黄的条件，所以叫"系在太阴"。

六、发汗、解表、解外、解肌

四者都是驱除表邪的意思，但其含义稍有不同。发汗是吃药后必须温覆，必须达到出汗的目的。解表和解外虽然也都是以驱除表邪为目的，但是服药之后，听其自然不用温覆，也不一定必须出汗。表，是肤表，部位一定；外，是对里而言，除了里都是外，所以半表半里也可以叫作外，但不能叫作表。如"欲解外者，宜桂枝汤"，"先宜小柴胡汤以解外"都是。前之外，实际是表；后之外，实际是半表半里。解肌，是指邪在肌腠，专指表邪之表疏有汗者而言，是桂枝汤的专长。

七、和、和之

和，即无病。如"口中和"，即口中清爽，不燥不渴。"表和里实"，是无表证而里已成实。"荣气和"，是荣无病，"表未和""里未和""卫气不和"，是表里卫气处于病理状态。

和之，是指用小剂量的药物治之使之和，如"桂枝汤小和之""微和胃气与调胃承气汤"。比常规汗下为轻，故称和之。

八、口不仁

即口不和，是黏腻不清爽，但尚未至于燥渴。旧注解释为口不知味，不够恰当。

九、脏

若与腑对举，是指五脏。若不与腑对举，便是包括六腑在内的体内全部脏器。如"诸病在脏"（《金匮要略》）"脏无他病""脏有寒""脏结""脏厥""脏寒"等都是，这和《内经》"愿闻十二脏之相使"和"凡十一脏皆取决于胆也"的"脏"字一样，都是广义的，是统指所有的脏腑而言。

十、胃

《伤寒论》中的胃，是指整个消化管道说的。譬如"胃家实"，胃而称家，显然不是仅仅指仓廪之官的胃。又如"胃中必有燥屎五六枚也"，这显然是指的大肠。

十一、心下、心中

这是单指的胃，或胃的周围，不包括大肠、小肠。如"烦躁心下硬"，"心中痛热，饥而不欲食"，"心下痞硬"等都是。

十二、血室

即子宫。有的注家指为肝经，有的注家指为冲脉，都是错误的。

十三、强

亢进的意思，是病理现象。如"荣弱卫强""浮则胃气强"都是。

十四、少气

《灵枢·五味篇》："故谷不欲入，半日则气衰，一日则气少矣。"是气息微弱，不是短气。

十五、能食

对"不能食"而言，是食欲正常。如"下利后当便硬，硬则能食者愈"，"阳明病，若能食，名中风"。

十六、颇能食

是较能食、略能食、食欲尚可的意思。如"到后经中颇能食"。

十七、消谷善饥

即食欲亢进，是病理现象。如"合热则消谷善饥"。

十八、不能食

有二义：一是指食欲减退，如"阳明病，若中寒，不能食"。一是指厌食，如"反不能食者，胃中必有燥屎五六枚也"。

十九、小便利

即小便正常。与小便难、小便少相区别。如"若其人大便硬、小便自利者，去桂枝加白术汤主之"，"小便利者，大便当硬"。

二十、大便硬

即较坚硬的大便。有时是相对大便溏而言，即大便正常，不溏不薄能够成条，如"下利后当便硬"就是。

二十一、初头硬

即大便头尚能成硬，而后则都是溏粪。

二十二、燥屎

是坚结干硬的粪块，极易致成肠梗阻，导致自身中毒等危症，如"烦不解，腹满痛者，此有燥屎也"。

二十三、下利、下利清谷

下利，即腹泻。虚寒性腹泻，并泻下未消化的食物，叫下利清谷。

二十四、热利下重

即里急后重的痢疾。

二十五、经、到经、过经、再经、行其经尽

见前"伤寒传经的实质和伤寒日数的临床意义"一节。

二十六、寒

指寒痰、水饮。如"此本有寒分也""膈上有寒饮""此寒去欲解也"等都是。

二十七、哕

指膈痉挛，俗称打呃忒。与胃痉挛有呕的声音而无呕出物的干呕不同，也与噫气不同。

二十八、噫气、干噫

噫，同嗳，即嗳气。

二十九、太阳病如疟状

指发热恶寒之间歇发作者，是表邪已衰而未尽的现象。与寒时不热、热时不寒的往来寒热不同。

第二节　读于无字处和语法上的一些问题

读于无字处，就是说要从原文的简略处下工夫、找问题。因为古人的著作，有时略去人所共知的一面，而只写人们所不知的一面；有时只写突出的一面，而略去普通的一面；有时只写其中的某一面，而另一面由读者自己去体会。例如阳明篇三急下证和少阴篇三急下证，有几条都略去了腹满、腹痛等大承气汤的主症，却突出地描述了"目中不了了、睛不和""下利清水""发热汗多""口燥咽干"等症状，就是因为：既然说大承气汤主之，那么大承气汤的主症腹满、腹痛必然在内，这是人所共知的，所以略而不提。但是大承气汤证的腹满、腹痛等症，在一般情况下，并不构成急症，急在哪里？急就急在"目中不了了、睛不和"，因为这已是自身中毒；急就急在"发热汗多""下利清水色纯青""口燥咽干"，因为这将导致严重脱水，或已接近脱水。至于"发汗不解"更加"腹满痛"，和"腹胀"极重而仍"不大便"，更是肠梗阻的危急症状，所以必须急下。如果不了解这一点，忽视了条文中所略去的腹满、腹痛，而只从文字的表面找问题，就会对于"发汗热多"和"口燥咽干"这样的症状竟用峻剂大承气汤表示怀疑。陈修园著《伤寒论浅注》就曾怀疑过，并且强解为这是下的水谷之"悍气"。"悍气"这一名词，见于《灵枢·动输》和《灵枢·邪客》，本来用以形容卫气性质的剽悍，以与荣气性质的冲和相区别，并不是卫气、荣气之外，还另有一种什么"悍气"。陈氏由于不明白大承气汤的主症就在于无字处，所以不能正确地理解原文，而且为强使原文符合自己的意见，又曲解了"悍气"。

再举一例。187 条（条文号数是根据宋治平年间本和明代赵开美复刻本，下同）："伤寒脉浮而缓，手足自温者，是为系在太阴。太阴者身当发黄，若小便自利者，不能发黄。至七八日，大便硬者，为阳明病也。"

读这样的条文，从"若小便自利者……七八日大便硬者"应当想到"是为系在太阴"句之前，是略去了"小便不利，大便不硬"这两个症状。只有把略去的这两个症状，同"脉浮缓、手足自温"结合起来，才能对于伤寒系在太阴的病理认识更清楚。对于"至七八日，大便硬者，为阳明病也"和 278 条"至七八日，虽暴烦下利十余行，必自止"这同一疾病的两种不同机转，就更容易理解了。

又如：论中有好多变证，是由于太阳病之后出现的，太阳病为什么竟采用下法？这可能是在太阳病未解的同时，又出现了可下的里证，或者出现了容易误诊为可下的其他症状（如 28 条的"心下满、微痛"，少阳中风的"胸中满而烦"，太阴病的"腹满"等）。也应当根据下后变证的轻重和特点，来推测其未下之前的具体症状，这也是读于无字处的方法之一。

还有一些问题，也是由于不能正确理解《伤寒论》的语法而产生的，兹举两例如下。

一、不注重句法的简化所引起的错误

例如 243 条："食谷欲呕，属阳明也，吴茱萸汤主之，得汤反剧者，属上焦也。"

《医宗金鉴》认为"得汤反剧，非中焦阳明之胃寒，乃上焦太阳之表热。吴茱萸气味俱热，药病不合，故反剧也。"程郊倩则认为：得汤反剧者是上焦寒盛格阳，以致药不能下达中焦之阳明。这样都把上焦和阳明分割开来。其实呢，阳明是指整个胃肠道而言，胃肠道本身就可以分为上、中、下三焦。譬如《难经》就说，上焦当胃上口，中焦当胃中脘，下焦当胃下口。《金匮要略》云"上焦有寒，其口多涎"，就是胃上口。《伤寒论》中也有"此利在下焦，赤石脂禹余粮汤主之"，就是指的大肠。本条的"得汤反剧"明明是寒涎聚在胃上口，未服药之前食谷欲呕，是寒涎得热欲散的缘故。服吴茱萸汤之后，辛燥之性使邪从上溃，所以反而吐剧。这也是药已中病的好现象。如果寒涎不在上焦胃上口，而在中焦胃中脘，那么服药后寒涎就会温散下降，不至于呕吐，病也会好的。所以属上焦也好，属中焦也好，都未离开阳明。可见六经不是三焦，而又离不开三焦。"属上焦也"是"属阳明之上焦也"的简化语。注者不知是简去了"阳明"二字，强把阳明和三焦分家，就造成了上述错误。

二、分不清句法中的宾和主所引起的错误

例如 131 条："病发于阳，而反下之，热入，因作结胸；病发于阴，而反下之，因作痞也。"

舒驰远认为，病发于阳，阳指风伤卫，病发于阴，阴指寒伤荣。柯韵伯谓"阳者，指外而言，形躯是也；阴者，指内而言，胸中、心下是也"。论中第七条，已经明白指出："病有发热恶寒者，发于阳也；无热恶寒者，发于阴也。"注家们为什么偏偏避开这一前提而却另做猜测呢？其原因就在于如果把"发于阴""发于阳"指为"发热恶寒"和"无热恶寒"的话，那么发于阳下之成结胸，是说得通的，但是发于阴下之因作痞，在他们看来就存在问题。因为五泻心汤证，都是在发热的基础上误治而成，没有一个是在无热恶寒的情况下出现的。因此只好把"发于阳""发于阴"另做解释，以求与"作痞"相适应。

　　其实本条的"成结胸"和"因作痞"二者，并不是相提并论的。其重点是阐明"病发于阳，而反下之，热入，因作结胸"，突出的关键是"热入"。至于"病发于阴，而反下之，因作痞也"只是陪衬句法。是说如果不是病发于阳，而是病发于阴的话，即使下之也无热可入，充其量只能作痞而已，是绝不能成结胸的。这在古代语法上，叫作"借宾定主"。

　　正是由于上句是主，下句是宾，所以下文接着说，"所以成结胸者，以下之太早故也"，接着又提出结胸的症状和治法是："结胸者，项亦强，如柔痉状，下之则和，宜大陷胸丸。"而没有再提痞的治法。

　　痞虽然不是本来的主题，但总还需要说明一下，在无热恶寒的情况下，下后能不能作痞，才能证实"发于阳""发于阴"是指发热和无热的可靠性。

无热恶寒，而反下之，能不能作痞呢？成五泻心汤证那样的热痞，当然是不可能的。但是痞的种类太多了，除了热陷致痞之外，还有停水之痞、痰壅之痞、胃寒之痞、胃虚气逆之痞。《金匮要略·腹满寒疝宿食篇》云："夫瘦人绕脐痛，必有风冷，谷气不行，而反下之，其气必冲，不冲者，心下则痞也。"这类的话，难道其作痞之前，还必须发热恶寒吗？

　　其实病发于阳，下之并不仅限于成结胸，痞、虚烦、协热利、发黄等证都有出现的可能。痞的成因，也不一定是下后所促成，发汗、催吐或未经治疗，都能成痞。论中149条就说："伤寒五六日，呕而发热者，柴胡汤证具，而以他药下之，柴胡证仍在者，复与柴胡汤，此虽已下之不为逆，必蒸蒸而振，却发热汗出而解。若心下满而硬痛者，此为结胸也，大陷胸汤主之。但满而不痛者，此为痞，柴胡不中与之，宜半夏泻心汤。"张仲景并没有把痞的成因固定在病"发于阴"上，而这里却指出"病发于阴，下之因作痞也"，显然是为了从对面烘托、证明：结胸之因下而成者，必是"病发于阳"，必是"热入"。张隐庵云："病发于阳者，发于太阳也，太阳主表，宜从汗解，而反下之，则胃中空虚，邪热内入，而结于胸膈之阳分，因作结胸。病发于阴者，发于少阴也，少阴上火下水，而主神机出入，治当助其君火之阳，而反下之，则邪入胸膈之阴分，因作痞也。"这段解释，把阳指为太阳，阴指为少阴，亦即发热恶寒和无热恶寒之意，这点还是正确的。但仍然不知"因作痞"是陪衬句法，竟和"成结胸"列于互相对比的同等地位，这就势必要在"发于阴"上找作痞的论据，而痞的成因实际又不限于病发于阴，所以他对于作痞的这段解释，也不可能词通理达，而只能是模糊不清和不切实际罢了。

第三节　内容不同的条文要有不同的阅读法

《伤寒论》的条文，共有398条（宋版《伤寒论》有397法之说，现教材皆言398段原文。李老原书为397条，现据众说，改为398条）。这些条文有属于病理说明的，有属于鉴别对比的，有属于具体治疗的，有属于原则指导的，更有一些是临床的病案记录。总而言之，有原则，有具体，有主题，有旁证，内容广泛，各不相同。因此，读起来其侧重点也不能一致。

譬如第29条的"伤寒脉浮，自汗出，小便数，心烦，微恶寒，脚挛急，反与桂枝欲攻其表，此误也。得之便厥……"就是一段很详细的临床记录，其下一条就是这一条的病案讨论。所以读这样的条文，就应当像讨论病案一样，务求分析透彻，排除疑似，而不是要求背得熟、记得牢。

又如97条："血弱气尽腠理开，邪气因入，与正气相搏，结于胁下……"这是对于小柴胡汤证的病理解释。读这样的条文，只要求理解柴胡诸证的发病机制，不是要求别的什么，如果原文不易理解的话，也可以撇开原文，另找浅显易懂的说明。目的是只要能弄明白道理就好。

还有一些是属于具体治疗、临床应用的。如"太阳病，头痛、发热、汗出、恶风，桂枝汤主之"，"若脉浮、发热、渴欲饮水、小便不利者，猪苓汤主之"，"发汗吐下后，虚烦不得眠，若剧者，必反复颠倒，心中懊侬，栀子豉汤主之"等。这些最好能够牢固地掌握起来。但是能够牢固掌握起来的一个先决条件，仍要先理解其病理。

至于鉴别对比，是从相似的共同现象中，找出其本质上的差别，所以理解更重于记忆。例如"下之后，复发汗，必振寒，脉微细，所以然者，以内外俱虚故也。"这与表证未解都有恶寒的症状，但是对比一下，这是脉微细，并且恶寒出现在发汗热退之后，所以是内外俱虚。这和表证未解、脉浮发热的恶寒是不同的。又如"呕而发热者，柴胡汤证具"，可是"本渴而饮水呕者，柴胡不中与之也"。"伤寒脉浮而缓，手足自温者，是为系在太阴"，可是"伤寒四五日，身热恶风，颈项强，胁下满，手足温而渴者，小柴胡汤主之"。通过这样的鉴别对比，胃虚停水之呕和柴胡证之呕、太阴的手足温和柴胡证的手足温，似同实异。越辨越细，越辨越明，才是学习的目的。

又如148条："伤寒五六日，头汗出、微畏寒、手足冷、心下满、口不欲食、大便硬、脉细者，此为阳微结，必有表复有里也。脉沉亦在里也。汗出为阳微。假令纯阴结，不得复有外证，悉入在里。此为半在里半在外也。脉虽沉紧，不得为少阴病，所以者然，阴不得有汗，今头汗出，故知非少阴也，可与小柴胡汤。设不了了者，得屎而解。"这一段既有病理说明，也有鉴别对比，有具体症状，也有治疗原则，同时也是一份完整的病历和病理讨论。这样的条文，论中也有不少的，不要忽略过去。

以上这几类条文，除了有关某一汤证的具体症状需要重点掌握外，其余的只求理解，不必强记。只有属于治疗原则那样的条文，才既要理解，又要强记。因为这类条文，是从有关的治疗条文中综合、归纳而得出的结论，反过来又能指导临床，并能帮助理解与之有关的原文。现举几条这样的原文如下：

1. 太阳病，外证未解，脉浮弱者，当以汗解。宜桂枝汤。

这是从论中所有用桂枝汤解外的条文中归纳出来的一条重要原则。是说凡是太阳病，要采用桂枝汤的依据，就是外证未解、脉象浮弱。只要合乎这一原则，就不管有汗无汗，已未汗下，只要还有一两个太阳症状，如身痛、脉浮等，说明是外证未解，同时又脉象浮弱，不能峻汗，就是桂枝汤所主。根据这一原则，就可以推知，下后脉促（指脉象上壅两寸，仍属浮脉的范畴）、胸满者，微喘者，其气上冲者，都是外证未解，脉象都应浮弱。有的注家认为，本条也应当有"汗出"一症，这不但把本条从指导意义上降低为一般的具体的用法，而且还把桂枝汤的应用，局限在狭小的圈子里。

2. 伤寒脉弦细，头痛发热者，属少阳。

这已把少阳伤寒的主脉主症简单扼要地点了出来。根据这一原则来运用小柴胡汤，就不必口苦、咽干、目眩，不必寒热往来，不必具有所谓柴胡四大主症，只要发热却脉不浮紧、浮缓而弦细，就属于少阳范畴，就应以小柴胡汤主治。根据这一原则，那么读《伤寒论》"伤寒阳脉涩、阴脉弦，法当腹中急痛"，"服小建中汤后不差，脉已不涩而仍弦者"，就当然会想到用小柴胡汤了。读"伤寒五六日，头汗出、微恶寒、手足冷、心下满、口不欲食、大便硬"，而同时又"脉细者"，也当然会想到用小柴胡汤了。

3. 渴欲饮水，口干舌燥者，白虎加人参汤主之。

这就是白虎汤所以要加人参的重要原则，口干舌燥，是包括裂纹起刺在内。渴欲饮水到了口干舌燥的程度，这表示热炽津伤，非加人参以救气阴不可。从这点也可以推知，五苓散之渴、猪苓汤之渴，以及加花粉、乌梅、文蛤之渴，都只是口干，而舌不会燥，不会裂纹，不会起刺。也可知白虎汤证，虽然表里俱热，但只是口不仁，还不渴，或虽渴尚未到口干舌燥的程度。还有，热盛伤津的渴欲饮水、口干舌燥，既然是白虎汤加人参的主症，那么只要具备了这一主症，其余的症状都是次要的了，什么大热、大汗、脉洪大等都可能不典型。因此，读到"伤寒无大热""背微恶寒""时时恶风"等，白虎汤证俱不典型，但却"舌上干燥而烦，欲饮水数升者"，自然就会想到是白虎汤加人参汤证了。

4. 手足厥寒，脉细欲绝者，当归四逆汤主之。

这就是运用当归四逆汤的原则。只要肢寒脉细是由于阳虚血少，就不管是"腹濡脉虚复厥者"，还是"小腹满、按之痛，冷结在膀胱关元"者，都可以用当归四逆汤为主，随症加减治疗。

除了上述各类条文以外，还有一些价值不大，甚至落后错误的东西，则以删去不读为是。

第四节　要有机地把有关条文联系在一起

《伤寒论》的条文，虽然在形式上是逐条分列，节段分明，但实际是互相联系、互相对照、互相启发、互相补充，是不可分割的一个大整体。因此读《伤寒论》时，不能条条孤立，必须有机地互相联系在一起，才能领会得更为全面、更为深透。现举三阴中风为例，说明如下。

《伤寒论》三阴篇的中风证，只有太阴中风指出是"四肢烦痛，阳微阴涩而长者为欲愈"，有脉象，也有症状。至于少阴中风，是"脉阳微阴浮者为欲愈"，厥阴中风，是"脉微浮，为欲愈，不浮，为未愈"，都只有脉象，并无症状。因此注家们或顺文敷衍，只解脉象，干脆不提应当是什么症状（如钱璜的注解）；或抱怀疑态度，认为这可能是另一派古医家的传说，张仲景有意无意地记录下来，也可能是王叔和强掺在里面（陆渊雷）；也有人根据太阳中风的症状来推测，认为也应当是发热汗出。众说纷纭，莫衷一是。

究竟应当怎样解决这个问题呢？我认为首先应当从"中风"这一名词的含义入手。

"中风"和"伤寒"是相对而言的。这在前面的名词术语的解释中，已做了较详细的说明。并在那一节里也提出了少阴病和厥阴病是以热化证为中风，寒化证为伤寒。

以少阴病和厥阴病的热化证为中风，这是把三阳病和太阴病的中风、伤寒各条条文有机地联系在一起，又加以对比、综合、推理而得出来的结论，《伤寒论》原著中并没有这样的明文。因此对这一结论是否正确，还需要来一次检验，检验的方法，仍然是把这二经热化证的病理、症状，和其同经的中风所标明的脉象，各自有机地联系起来，看看脉证是否一致，才有说服力。下面先探讨少阴中风。

少阴中风，是脉"阳微阴浮者，为欲愈"。我们试从欲愈的脉象，推寻其未愈的脉象，就应当是阳脉不微，阴脉不浮。少阴是心肾水火之脏，阳脉不微就表示心火不降，阴脉不浮，就表示肾水不升。水不升，火不降，就必然水亏火炽，心肾不交，而导致"心中烦，不得卧"，这正好是少阴热化证。少阴热化证的病理、脉象、治则与发展变化，是怎样的呢？如果把热化证有关的条文都联系在一起，就可以看出一个非常清楚的轮廓是："少阴病，心中烦、不得卧"，舌赤少苔，"脉细沉数，病为在里，不可发汗"，"黄连阿胶汤主之"。若"但厥无汗，而强发之，必动其血，未知从何道出，或从口鼻，或从目出者，是名下厥上竭，为难治"。如果未治，而脉"阳微阴涩而长者，为欲愈"。亦有"八九日，一身手足尽热者，以热在膀胱，必便血也"。这就是把与热化证有关的条文组织在一起。这不但可以确凿地看出少阴中风就是少阴热化证，而且把少阴中风证的具体症状和脉象、治则、应用方剂、禁忌和预后，都进行了一个完整的描述。这就说明，把有关条文有机地联系在一起，是非常重要的。

再探讨一下厥阴中风。厥阴是风火之脏，其为病是

144

风火郁闭于里，所以出现"消渴、心中痛热"等一系列风扇火炽、火盛灼津的症状。这属于阳邪，自然也就是中风。其脉象和预后怎么样呢？在下一条紧接着就说："厥阴中风，脉微浮，为欲愈，不浮，为未愈。"就是说，脉微浮是风火有出表之意，消渴、心下痛热等症即将消失。如果不浮，是风火仍郁于里，即为未愈。三阴病最怕亡阳，所以多死于寒化证。至于热化证，基本无死证，所以"脉不浮"，亦只不过是"未愈"而已。

这两条紧密相连，一述证，一述脉，互相联系，互相补充。不但补充了厥阴提纲那条的脉象是"不浮"，而且启示了三阴热化证无死证，这又一次说明读《伤寒论》要把有关条文有机地联系在一起的重要性。

不能把《伤寒论》的条文有机地联系起来看，却孤零零地去钻研某一节段，就容易走入死角，既不能正确地理解原文，也不会筛选旧注。沈明宗在所著《伤寒六经辨证治法》中就已经提到："且如阴亏者，风邪传里，以夹肾中相火而发，阳邪炽盛，治当养阴抑阳。"这明明指出少阴中风就是少阴热化证。但至今没有被人所重视，其原因就在这里。

第五节　解剖方剂，注意方后注

全部《伤寒论》只用了八十几种药物，而组成的方剂却有一百多个。这突出地说明伤寒方的灵活、简练、严格。要学习这种灵活、简练、严格，就要善于解剖方剂。譬如就其药物的组合举例来说吧，桂枝汤实即桂枝甘草汤和芍药甘草汤的合方再加姜、枣，四逆汤实即甘草干姜汤和干姜附子汤的合方。这些合方的作用，也就是各个单方作用的总和。又如大青龙汤，可以看作麻黄汤和越婢汤的合方。桂枝二越婢一汤，也可以看作小剂量的大青龙汤去杏仁加芍药。黄连汤可以看作半夏泻心汤去黄芩加桂枝。这样就可以看出大青龙汤和桂枝二越婢一汤，虽有轻重之分，却都是辛凉解表之剂，共同的主药是麻黄配石膏。半夏泻心汤和黄连汤，虽然主症不同，但关键都是苦辛并用，寒热合用，因而骨干药物是干姜配黄连。这样，分析其药物的组合，就可以掌握其特点，以便更灵活更恰当地运用于临床。

研究伤寒方的加减法，也是解剖方剂的方法之一。譬如同是腹痛，理中汤是"加人参足前成四两半"，四逆散是加附子，小柴胡汤是去黄芩加芍药，"阳脉涩，阴脉弦"用小建中汤，太阳病下后时腹痛，是桂枝汤加芍药或加大黄。同是口渴，理中汤是"加白术足前成四两半"，白虎汤是加人参，小柴胡汤是去半夏加瓜蒌根，柴胡桂枝干姜汤是干姜、花粉并用，厥阴消渴是用乌梅丸。这些证同病异、证同药异的特点，有助于加深对病理的理解，有助于启发思路，促进临床时心灵手活。

从方剂的加减法中，不但可以加深理解所以出现这些症状的内在因素，而且还可以把有关方剂系统起来，更便于记忆和掌握。譬如就小柴胡汤的加减法来看整个柴胡系诸方：小柴胡汤根据条文中7个或然症来加减，方中的人参、半夏、黄芩、生姜、大枣，都可以减掉不用，只有柴胡、甘草不减。而在大柴胡汤和柴胡加龙骨牡蛎汤中，连甘草也减掉了，只有柴胡不减。所以这些方剂连同四逆散、柴胡桂枝干姜汤在内，都是正宗的柴胡汤加减方。

方中不减柴胡，固然是柴胡汤的加减方，而有的方中没有柴胡，也仍然是柴胡汤的加减方，譬如黄芩汤就是。尤其是黄芩加半夏生姜汤，可以清楚地看出是小柴胡汤去柴胡、人参加芍药而成。去了柴胡，黄芩就成了主药，这已不仅仅是加减方，而是小柴胡汤的衍化方了。

黄芩汤从小柴胡汤中衍化而来，实际上是减去了小柴胡汤解半表的那一半，而留下其清半里的那一半。所以主症就不是胸胁苦满和往来寒热，而是口苦、咽干或下利兼呕了。

再以桂枝汤而论，其加减方和衍化方就有：桂枝加葛根汤、葛根汤、桂枝加厚朴杏子汤、桂枝去芍药汤、桂枝去芍药加附子汤、桂枝加附子汤、桂枝加大黄汤、桂枝加桂汤、桂枝去桂加茯苓白术汤、桂枝去芍药加蜀漆牡蛎龙骨救逆汤，以及桂枝新加汤、小建中汤等。这一加一减，有时是为了加强其解表的作用，有时是为了照顾其兼症，更有时使方剂的作用全盘变了。

更有意义的是：有的方，药味完全相同，只是用量稍有不同，作用就变了，方名也变了。例如桂枝汤和桂枝加桂汤、桂枝加芍药汤，三方的药物完全相同，而桂枝汤的作用是调和荣卫、解肌发汗，重用桂枝就平肾邪、降奔豚，重用芍药就破阴结、治腹痛。又如桂枝去芍药加附子汤和桂枝附子汤，药物也完全相同，前者治误下后脉促胸满兼阳虚恶寒者，而后者桂枝和附子的用量都稍重一些，就祛风湿治身烦痛。这说明药物的加减，甚至用量的加减，也有不少学问，大有学头。

下面再谈谈方后注。读者往往忽略方后注，其实有好多问题——如用药目的及病理特点等，都可以在方后注中得到启发。例如柴胡桂枝干姜汤方后注云："初服微烦，复服汗出便愈。""初服微烦"好像药不对证，但"复服汗出便愈"说明初服之烦，是将要汗解的先兆。这就是"烦乃有汗而解"的道理。这在临床中能使思想有所准备，不至于见到病人服药后发烦而引起怀疑。另一方面，"汗出便解"，不但是"胸胁满、微结、小便不利渴而不呕、但头汗出、往来寒热"等解了，连初服的微烦也解了。又因"初服微烦"可知服药之前，可能连微烦也没有，这又说明柴胡桂枝干姜汤的一系列症状，只有"小便不利""渴"和"往来寒热"等水饮内结的特点是主症，而"心烦"一症，则是可有可无，可轻可重的。

又如通脉四逆汤方后注云："其脉即出者愈。"这和服白通加猪胆汁汤的"脉暴出者死，微续者生"是不同的。一是"脉暴出者死"，一是"即出者愈"，两相对照，可知二证虽然都是阳气即将脱散或即将渐灭的病危重证，但是通脉四逆汤证的关键，在于寒邪内闭，迫使脉道不通。服通脉四逆汤后"脉即出"说明是寒邪已开，脉道即时通畅，阳已返舍。而白通加猪胆汁汤证，已无阳可格，生机即将渐灭，服汤后只有脉搏微微续出，才是生机未漓。如果脉暴出，便是反常现象，这叫作"回光返照"，是必死之征。这就说明：白通汤证比通脉四逆汤证更为严重，临床必须注意。

又如茵陈蒿汤方后注云："一宿腹减，黄从小便去也。"可知茵陈蒿汤证，常兼有腹满这一症状。

又如桂枝去桂加茯苓白术汤方后注云："小便利则愈。"这可见本方的目的，是化水饮、利小便，而不是发汗。这就可以对于注家们"去桂""去芍"的争论，有一个初步的分析和看法。

第六节　要和《内经》《本草经》《金匮要略》结合起来

为什么学习《伤寒论》还要和《内经》《本草经》《金匮要略》等古代作品结合起来呢？这是因为既然要研究《伤寒论》，就先要了解《伤寒论》的观点和论据，而《伤寒论》的写作，是和这些古籍有关的。

张仲景在《伤寒论》的序言中，明明指出是"撰用《素问》《九卷》《八十一难》《阴阳大论》《胎胪药录》"。《素问》和《九卷》就是现在的《内经》。《胎胪药录》虽然不一定就是《本草经》，但是《本草经》成书在《伤寒论》之前，比起其他中医典籍为早，因此《本草经》即使不是《胎胪药录》，但它的观点至少也是接近于《胎胪药录》的。尤其是《金匮要略》，它和《伤寒论》不但是同出于张仲景之手，而且最初还是一部书。因此《伤寒论》中的一些名词、术语、理论观点，在《金匮要略》中，更容易互相印证。

举例说："胃家实""承气汤"，这两个词都来源于

《内经》。《灵枢·平人绝谷》云"胃满则肠虚，肠满则胃虚，更虚更满，故气得上下，五脏安定"。可见"胃家"是既指胃，又指肠。"实"是只能满，不能虚。只满不虚，是由于"气"不能下，承之使下，方名就叫承气汤。如果不了解这一点，就会把"胃家"局限为足阳明。有人认为伤寒传足不传手，承气即承亢，就是由于没有和《内经》相结合，或者结合不恰当（如"承亢"）而造成的。

又如"少气"这个词，来源于《灵枢·五味》的"故谷不入，半日则气衰，一日则气少矣。"又如论中的血室，有人认为是冲脉，有人认为是肝经，也有人认为是子宫，互相争论，相持不下。却不知《金匮要略·妇人杂病篇》描述"生产后"的"水与血俱结在血室"，已明确指出是"少腹满，如敦（音对，古代盛食物的圆形器具）状"。"少腹""如敦状"不清清楚楚地说明血室是子宫吗？

为了综合说明读《伤寒论》需要和《内经》《本草经》《金匮要略》相结合，并说明弄清名词术语的含义、读于无字处、注意方后注等的重要性，再举 174 条为例，说明如下。

第 174 条："伤寒八九日，风湿相搏，身体疼烦，不能自转侧，不呕，不渴，脉浮虚而涩者，桂枝附子汤主之。若其人大便硬，小便自利者，去桂加白术汤主之。"

历来注家对于本条的分歧是：为什么大便硬，小便自利，还要去桂枝加白术呢？成无己认为："桂枝发汗走津液，此小便利，大便硬，为津液不足，去桂加术。"就是说，大便硬是津液不足致成的，为了保持津液，才去掉桂枝而代以白术。因为桂枝能发汗，发汗就要伤津。这样的解释从表面看来，似乎是有道理的，但是仔细推敲，还是不能令人信服。发汗有时能伤津，这是人所共知的，但是本条服药后并不发汗，如何能伤津？何况白术是燥性药，不用桂枝反加白术，这能是为了怕伤津液吗？

尤在泾云："若大便硬、小便自利，知其人在表之阳虽弱，而在里之气自治，则皮中之湿所当驱之于里，使从水道而出，不必更出之表以危久弱之阳矣。故于前方去桂枝之辛散，加白术之苦燥，合附子之大力健行者，于以并走皮中而逐水气，此避实就虚之法也。"他指出加白术是为了合附子以"并走皮中而逐水气"，这与方后注符合，无疑是对的。但又说"不必更出之表，以危久弱之阳"，这显然是指去桂枝说的。桂枝通阳化气，服后又不发汗，如何能危及久弱之阳？又说"皮中之湿，所当驱之于里，使从水道出"，"驱之于里"，也和前说"合附子并走于皮中而逐水气"相矛盾。再是论中已指出"其人小便自利"，这还需要驱之于里从水道出吗？

注家们对本条的解释，为什么矛盾重重，不能令人满意？就是因为：①没有注意到《伤寒论》中的名词术语和现代不同。不知道去桂枝加白术汤证的"大便硬"是大便不溏薄，是大便正常；"小便自利"是小便不涩不少，是小便正常。反认为大便是像燥屎那样坚硬，小便是病态的尿量太多。所以成无己就把大便硬认作是津液不足，《医宗金鉴》也怀疑"大便硬、小便自利而不议下者"，是"风燥湿去之硬"。②不会读于无字处。不知道从"若其人大便硬，小便自利者，去桂加白术汤主之"的"若"字去考虑；"桂枝附子汤主之"之上，是略去了"小便不利，大便不硬"几个字。也就是说，不知道桂枝附子汤证还应当有小便短少、大便溏薄这些症状。③没有和《金匮要略》结合起来。《金匮要略·痉湿暍篇》说"湿痹之候，小便不利，大便反快。"本条风湿相搏，身体痛烦和湿痹一样，大都有内湿的因素，也往往是小便短少，大便溏薄。④没有结合《本草经》来认识白术的作用。《本草经》称："术，主风寒湿痹死肌。"这明确指出术能走表，是风寒湿痹稽留肤表的必用之药，而不是像成无己所说"为津液不足，去桂加术"，也不是像尤在泾所说，是为了把皮中之湿，"所当驱之于里"。⑤没有注意方后注。其实加白术是为了走表驱湿，方后注已经注得很明白。方后注云："初一服，其人身如痹，半日许复服之，三服都尽，其人如冒状，勿怪，此以附子、术并走皮内，逐水气未得除，故使之耳。"明明说"其人身如痹"，明明说"附子、术并走皮内逐水气"，而注家却偏要说加术是把"皮中之湿驱之于里"，偏要说"为津液不足"，就是没有注意到方后注的缘故。

还有，方后注明明还说："此本一方二法，以大便硬、小便自利去桂也；以大便不硬、小便不利，当加桂。"原来原文中所略去的"大便不硬、小便不利"，已经补在方后注中。而注家们却偏偏忽略了这一点，以致费了不少笔墨，吵了不少年代。

更重要的是，"以大便硬、小便自利去桂也，以大便

152

不硬、小便不利当加桂"，这清楚地指出：去桂加术和去术加桂的根据，是小便利与不利，大便硬与不硬。而大便硬与不硬的关键，又在于小便利与不利。据此可知，加桂枝是为了通阳化气，温通水道，这和苓桂术甘汤、五苓散等方用桂枝一样，是治疗阳虚湿不化的主要药物。尤其配有附子，在表里俱湿、内外阳虚的情况下，二药并用，能彻上彻下，彻内彻外，阳通湿化，表里俱解。反之若无内湿，就不需要通阳，去桂枝的辛温，改用白术走表祛湿，也就够了。有的注家，解加桂是走表祛风，加术是因为风去湿存，忘却了桂枝能通阳，白术能走表，所以怎样解释，听起来也是糊涂的。

总而言之，凡读《伤寒论》不管对于名词、术语的含义不理解，或是不会从无字处找问题，或是不知与《内经》《本草经》《金匮要略》相结合，或是疏忽了方后注，都能造成对《伤寒论》不正确的理解。但是造成这些错误的一个更为重要的原因，就是没有与临床相结合。试问，临床如果遇到大便真正结硬，其小便量又非常多的情况下，能不能加白术？如果不能，那么注《伤寒论》注得再动听，也是纸上谈兵，毫无意义的。

第七节　要与临床相结合

现代去阅读钻研千多年前的古医书，这必然会遇到不少困难。但是只要与临床相结合，从实践中找正确的答案，总是可能的。若撇开临床，单从文字上抠字眼，断章取义，牵强附会，或画蛇添足，强使古书符合自己的意见，就必然走入迷途。历代《伤寒论》注家，有时争论不休，分歧百出，往往就是这些原因造成的。现举几例条文如下。

例1 《少阴病》篇309条："少阴病，吐利，手足逆冷，烦躁欲死者，吴茱萸汤主之。"

又，296条："少阴病，吐利、躁烦、四逆者死。"

两条都有吐利，都有四逆，都有烦躁，却一是可治的吴茱萸汤，一是严重的濒死之证。为什么呢？周禹载认为：关键在于"四逆"重于"厥冷"。吴茱萸汤是"逆冷"，逆冷只是手足发凉，凉不过肘膝。而296条是"四逆"，是已凉过肘膝，所以前者可治，而后者则是死证。程郊倩认为：应从躁、逆的先后上找问题。他认为：从文字上看，309条厥冷写在烦躁之前，是由吐利、四逆转为烦躁，这是由阴转阳，所以可治，用吴茱萸汤。而296条的四逆，写在吐利烦躁之后，是由躁烦转入四逆，是脾阳已绝，所以是死证。就连名家柯韵伯、张路玉等也都未离开上述认识。

以上这些解释，就是撇开临床，死抠字眼。这两条如果结合临床来看，病理不同，其临床表现也并不相同。吴茱萸汤证，是寒浊阻塞在胸膈，阴阳被阻，不能相交，所以烦躁难忍，呼叫欲死是主症，用吴茱萸汤温胃降浊，寒涎一开，烦躁即解，阴阳相交，厥冷、吐利等症都可好转。而296条是阳光欲熄，四肢逆冷是关键，并且重病面容，濒死状态。其烦躁也是阴阳离决，绝不呼叫，与前之"欲死"者大不相同。这样的可治与垂死的差别，稍有临床经验的人，都可一见了然，又何必从烦躁的先后和厥冷的轻重来做这些似是而非的文章呢？

例2　67条"伤寒若吐若下后，心下逆满，气上冲胸，起则头眩，脉沉紧，发汗则动经，身为振振摇者，茯苓桂枝白术甘草汤主之。"

82条"太阳病发汗，汗出不解，其人仍发热、心下悸、头眩、身瞤动、振振欲擗地者，真武汤主之。"

钱天来注后一条云："方氏引《毛诗》注云，擗，拊心也；喻氏谓无可置身，欲擗地而避处其内，并非也。愚谓振振欲擗地者，即所谓'发汗则动经，身为振振摇'之意。"钱氏这段解释驳斥了方、喻二家对于"振振欲擗地"的解释，这是对的。但却把前条的"身为振振摇"和下条的"振振欲擗地"等同起来，则是错误的。论中明明说"发汗则动经"，才导致了"身为振振摇"，可知其所以身为振振摇，是由于本不应发汗，却强发其汗，耗伤了周身经络的气血津液，使筋脉失于濡养，不能自主而造成的。而82条的振振欲擗地，则是由于头眩，使身体失去平衡，欲找寻外物支持，所以才两手伸出，形成振振欲擗地的样子。二者在病理和外观表现上都基本不同。伤动经气的"身为振振摇"并不关系头晕，不管头晕与否，静养几日，经气恢复，至少"振振摇"是会好的。而82条的"欲擗地"主要是头眩所致，治不好头眩，"欲擗地"就不会自愈。而头眩是阳虚水泛所致，所以只有用真武汤扶阳镇水，一切症状才都会消失。像这样的筋脉无主和平衡失调，也是稍有临床经验的人，就可以做出正确诊断和适当治疗的，而旧注却偏偏离开临床实践，咬文嚼字，甚至搬出《毛诗》，这是何等的荒唐啊！

例3　318条"少阴病，四逆，其人或咳，或悸，或小便不利，或腹中痛，或泄利下重者，四逆散主之。"

本条如果撇开临床，只根据现代行文的常例来领会，就会认为："四逆"上无"或"字，是主症。其余如咳、悸、小便不利、腹中满、泄利下重等症之上，都有"或"字，都是可有可无的或然症。这样的认识就是错误的。因为如果这些或然症都是可有可无的，那么当四逆出现在这几个症状全然不在的情况下，还根据什么来用四逆散呢？四逆散的作用是疏肝导滞、发越郁阳。当肝气不舒，木郁乘土，阳郁气滞时，是会出现腹中痛或泄利下重的。由于腹痛和泄利下重虽然必见，但不一定全见，有时只出现其中之一，所以这两个主症上也都加有"或"字。至于小便不利，是阳不宣而水不化，虽然不一定必见，但却是常见。只有咳、悸、四逆，才是真正的或然症。因为咳和悸是水不化之后上凌心肺才出现的，不上凌心肺，就不出现咳和悸。四逆也只有在阳郁太重时才出现，一般情况下并不出现四逆。那么为什么"四逆"之上不加"或"字呢？这是因为本篇讲的是少阴病，少阴病常见的症状就是四逆，本条既然要编入少阴篇和少阴病相对照，当然就要突出"四逆"了。

柯韵伯认为"泄利下重"四字应该列在"四逆"句之后，不应当列入或然症中。这对于四逆散的作用，确有临床体会，四逆也不是必然之症，只有把腹中绵绵坠痛和泄利下重并列为主症，才更合逻辑。

例4　38条："太阳中风，脉浮紧，发热恶寒，身疼

156

痛，不汗出而烦躁者，大青龙汤主之"

39条"伤寒脉浮缓，身不痛，但重，乍有轻时，无少阴证者，大青龙汤发之。"

以上两条，都是用大青龙汤主治，因为38条有"不汗出而烦躁"一症，所以大多数注家认为第39条也应当有"烦躁"一症，这就是画蛇添足。大青龙汤是辛凉重剂，能清透肌表之邪，但是肌表有邪，却不一定都兼有烦躁。《金匮要略·痰饮咳嗽篇》云："病溢饮者，当发其汗，大青龙汤主之，小青龙汤亦主之。"证之临床，溢饮一般是不出现烦躁的。再看大青龙汤的药物组成，接近于越婢汤，而越婢汤就不是为烦躁而设。尤在泾注下一条是这样说的："伤寒脉浮缓者，脉紧去而成缓，为寒欲变热之征，经曰'脉缓者多热'是也。伤寒邪在表则身痛，邪在里则身重，寒已变热而脉缓，经脉不为拘急，故身不痛而但重。而其脉犹浮，则邪气在或进或退之时，故身体有乍重乍轻之候也。"这一解释，除了说身重是"邪入里"，脉缓是"寒已变热"，还不够理想（可能是词不达意）之外，其可取之点是排除了烦躁这一症状，并且指出了缓脉是从紧脉变来，身重是从身痛变来，这些都和别的注家不同，而且也是很有道理的。现将"身重""脉缓"的解释，稍做更正，并把这段文字更通俗、更详细地语译如下：

太阳伤寒，一般是脉浮紧、身疼痛。但如果不及时治疗，旷持多日，表邪不退，就可能脉由浮紧逐渐变为浮缓，身痛也逐渐变为身重。其所以紧去变缓，是荣卫更加滞涩所致，所以是迂缓有力，和太阳表虚证的浮缓不同。脉不紧了，身也就不痛而变成身重了。但是荣卫滞涩的身重，和阳明病热在肌肉的身体沉重不同，也和少阴病阳虚倦懒的身重不同，它是不轻巧、不灵活，周身有拘束感。这种表证表脉的变化，显然也给诊断上带来困难，但是这一身重的特点是"乍有轻时"。根据这一特点，同时其脉犹浮，仍能说明是属于太阳表证。为什么能乍有轻时呢？因为人身的阳气，每日二十四小时之内，是随着太阳的强弱而变化的。"日中而阳气隆"，人体得天阳之助，外抗力强，正胜邪衰，就能乍有轻时。其余时间，正气处于守势，就身重如故。这和论中所说"太阳病欲解时，从巳至未上"是一个道理。这也就是尤氏所说"邪气在或进或退之时"的实际意义。

从尤在泾这一解释来看，不但没有把烦躁这一症强加在本条之上，而且从他所说的"脉紧去变缓""身痛变重"中，可以体会出荣卫已极滞涩，表邪已有顽固难拔之势，这就不是麻黄汤所能解决的问题，因此必须改用大青龙汤。论中说"大青龙汤发之"，"发之"一词，不用在上条，而用在本条，就是表示表邪已很顽固的意思。

再从方药上加以说明：38条的特点是烦躁，要清热除烦，必须加入石膏。为了防止发越不透，恐石膏有寒中致泻之弊，所以又倍加麻黄。而39条的特点是身重，必须大力发泄，所以倍用麻黄，又嫌麻黄过于辛热，也必须加入石膏。这样，就可以把大青龙汤从"不汗出而烦躁"里解放出来，在临床上用得更活。

前已说过，张仲景划分"伤寒"与"中风"这两个名词的依据，大都是对比之下以阴邪和阳邪来划分的。

同是无汗的太阳病，38 条有烦躁，为阳邪，叫"太阳中风"，39 条无烦躁，对比之下为阴邪，叫"伤寒"，这和其他各经的中风、伤寒，也包括《金匮要略·五脏风寒积聚篇》的风、寒在内，其含义是明显一致的。如果把 39 条也硬加上烦躁一症，就不但在临床上把大青龙汤塞进狭小的圈子，而且在术语上也搅乱了风和寒的含义。有的注家，指这两条一是风中兼寒，一是寒中兼风，就是由于弄不清风和寒的含义而做出的牵强解释。

例5　16 条"桂枝本为解肌，若其人脉浮紧，发热、汗不出者，不可与之也。常须识此，勿令误也。"

"脉浮紧，发热、汗不出"明明是麻黄汤证，如果误用了桂枝汤，由于桂枝汤开毛窍的力量太弱，对于脉浮紧的表实重证，往往发不出汗来，却鼓舞血行，容易导致斑黄吐衄等变证，所以谆谆告诫"不可与之也"。但是本条的"脉浮紧""发热"和"汗不出"，是紧密相连的，不能断章取义割裂开来。后世注家，往往摘取"汗不出"这一症状来作为论中一切用桂枝汤的禁忌证，甚至连"太阴病，脉浮者，可发汗，宜桂枝汤"一证，也认为应当是"汗自出"，这是非常错误的。

论中 42 条云："太阳病，外证未解，脉浮弱者，当以汗解，宜桂枝汤。"这条对于用桂枝汤的标准，只提出"脉浮弱"，而没有提出必须"汗自出"，这就证明：汗不出而禁用桂枝汤，是在脉浮紧的情况下才适用，是有条件的。

临床证明：表证未解而脉浮弱者，不一定都汗自出。例如年老体弱、荣卫不足的外感患者，太阳表实证，过经未解，表邪渐衰者；已经汗、下，但表邪仍未尽者，都能脉转浮弱。但除非过汗过下促成亡阳者外，很少有自汗的。在这种情况下，如果不用桂枝汤，难道还能用麻黄汤吗？

在脉不浮紧的情况下，不但"无汗"不是禁用桂枝汤的条件，就连"脉浮""发热"也不是必要的症状。如第91条云："伤寒医下之，续得下利，清谷不止，身疼痛者，急当救里；后身疼痛，清便自调者，急当救表。救里宜四逆汤；救表宜桂枝汤。"又，《霍乱篇》云："吐利止而身痛不休者……宜桂枝汤小和之。"大下之后清谷不止，和霍乱剧吐剧利之后，不但自汗一症不可能有，就连脉浮也没有了，只剩了说明是表不和的"身疼痛"一症，就仍用桂枝汤。读《伤寒论》就应当这样来认识：原则不是教条。如果把构成原则的前提，断章取义地割裂开来，就无异于画地为牢、作茧自缚了。

例6 141条："病在阳，应以汗解之，反以冷水噀之若灌之，其热被劫不得去，弥更益烦。肉上粟起，意欲饮水，反不渴者，服文蛤散，若不差者，与五苓散。寒实结胸，无热证者，与三物小陷胸汤，白散亦可服。"

柯韵伯云："本论以文蛤一味为散，以沸汤和方寸匕，服满五合，此等轻剂，恐难散湿热之重邪。《金匮要略》云，渴欲饮水不止者，文蛤汤主之。审证用方，则此汤而彼散……"柯氏这段话的意思是：本条病重方轻，一味文蛤不能治"益烦"，不能解"皮粟"，因此主张把《金匮要略》中有麻黄、石膏的文蛤汤与本方对调。

按："渴欲饮水不止者"一条，见于《金匮要略·消

160

渴篇》，下文是"文蛤散主之"，不是"文蛤汤主之"。文蛤汤一条见于《金匮要略·呕吐哕下利篇》，原文是"吐后渴欲得水而贪饮者，文蛤汤主之。"柯氏所引，误散为汤，显系粗疏。我们且撇开柯氏文字上的错误不谈，仅就《金匮要略》中汤、散两条原文做对比，看看文蛤散和文蛤汤二方主治的主要不同点究竟在哪里，然后才能确定《金匮要略》中的文蛤汤应否与本条的文蛤散对调。

在《金匮要略》中，文蛤散、汤二方，虽然都主治渴欲饮水，但是二者的提法是不同的。文蛤散是主治"渴欲饮水不止者"，而文蛤汤是主治"渴欲得水而贪饮者"。"不止"和"贪饮"不同。"不止"是无时或止，是时间上的持续，并不表示渴的程度严重，而"贪饮"才是渴饮无度，饮不解渴。为什么这样说呢？这可以从药物中推断出来。文蛤散仅文蛤一味，主要作用是化痰湿，其清热的作用是极其有限的。因此其所治的"饮水不止"，主要是痰湿留滞阻碍津液的输布造成的。不是热盛，就不用麻黄、石膏。一味文蛤，少与频服，是治上以缓，逐渐达到湿化津生的目的。而文蛤汤证的"贪饮"，是已经化热，其热远较文蛤散证为重，所以其方也是越婢汤加文蛤而成，是取麻黄加石膏以清透里热。

明白了汤、散二方的作用不同，主治各异，再看看141条究竟是湿重热轻呢，还是湿热并重，那么宜汤宜散，就不辨自明了。

原文提到病因是"热被劫不得去"，主症是"弥更益烦"。但这个烦的特点却是"意欲饮水，反不渴"。这就说明不是热重，而是湿重。湿邪阻遏，不但能使津液不潮而"意欲饮水"，还能使胸阳不宣而"弥更益烦"。尤其在噀灌水劫、肉上粟起、三焦气化不能外通肌腠之后，烦就更会加重。因此用文蛤散化湿为主，希望湿去阳通，就可烦解渴止，皮粟亦解。但也考虑到"此等轻剂，恐难散湿热之重邪"，所以又预先提出一个补救办法，就是"若不差者，与五苓散"。为什么用五苓散呢？因为五苓散内通三焦，外达皮腠，通阳化气，行水散湿。所以服文蛤散之后，湿不化而烦不瘥者，或湿去烦解而皮粟不消者，都可用之。

解皮粟用五苓散的温化，而不是用文蛤汤的清透，这又一次说明本证是湿重热轻。也正因为是湿重热轻，所以噀灌之后，还做了另一种设想：就是在湿更重、热更轻，或者有湿无热的情况下，那么湿结之后，不但不是"益烦"，就连饮水也不"意欲"的时候，就成了"无热证"的"寒实结胸"，那时不但不能用石膏，就连文蛤也不用，而是改用辛热逐水的巴豆霜了。

总而言之，从"意欲饮水反不渴"，到"若不差者与五苓散"，再到"寒实结胸无热证"，全文的来龙去脉，都说明是湿重热轻，绝不宜用文蛤汤那样的辛寒重剂。柯氏硬要把文蛤汤搬来，实属牵强附会。

例7　279条："本太阳病，医反下之，因而腹满时痛者，属太阴也，桂枝加芍药汤主之；大实痛者，桂枝加大黄汤主之。"

注家对于本条的解释，虽然在某些提法上也有不同之处，但总的来说，大都认为"腹满时痛"是邪陷太阴，

"大实痛"是胃肠中有腐秽、宿食，或称"结滞"。二方中的桂枝汤是解表，或者说是"升下陷之阳"，加芍药是和太阴，加大黄是下腐秽或宿食。总之，二方都是表里两解。只有张隐庵提出桂枝加芍药汤是取建中之义，未提表里两解；许宏认为大实痛是脾实，未言胃实，但仍未说明脾实和胃实有何不同。

这里需要讨论的是：①大实痛究竟是脾实，还是胃实？脾实和胃实有什么不同？②桂枝加芍药汤和桂枝加大黄汤二方是否表里双解？

第一个问题：胃为阳明之腑，脾为太阴之脏。胃，如前所说，是指整个消化管道而言。脾，如《素问·太阴阳明论》所说，"脾与胃以膜相连耳"，是指连于胃肠而能"为之行其津液"的膜。因此，胃家实是胃肠中有宿食、粪便留滞，脾家实是胃肠外之膜的脉络气血壅滞，二者显然有别。本条的腹满、腹痛，究竟是肠内的事，还是肠外的事？要解决这个问题，首先要看腹满腹痛是在什么情况下促成的。论中明明说，"本太阳病，医反下之，因而腹满时痛"。"因而"是什么意思呢？是因"医反下之"。可知未下之前，并没有腹满腹痛，那么之所以腹满腹痛，显然是由于下后外邪内陷促成的。

外邪内陷，只能使气血壅滞，绝不会陷入肠胃而变成腐秽和硬便。所以本条的腹满腹痛，病灶在肠胃之外，不在肠胃之内，是脾实而不是胃实，是毫无疑问的。正如原文指出的那样："属太阴也。"

邪陷胃肠之外的脉络之间，使气血壅滞所致成的腹满腹痛，也有轻重之分。轻的"寒气客于肠胃之间，膜原之下，血不得散，小络引急，故痛。按之则血气散，故按之痛止。"重的"寒气客于经脉（不是小络）之中，与灵气相薄则脉满，满则痛而不可按也。寒气稽留，灵气从上，则脉充大而气血乱（即充血肿胀），故痛甚不可按也"（见《素问·举痛论》）。痛不可按，就是大实痛。可见大实痛不一定是肠胃中有腐秽宿食，邪气客于肠外的经脉，与灵气相薄，同样可以出现。

太阴大实痛，是脾实，不是胃实，是气血壅滞，不是腐秽、粪便，已经很清楚了。但是还有人引用278条"至七八日，虽暴烦下利日十余行必自止，以脾家实，腐秽当去故也"来辩驳说：以肠中的腐秽去，称为脾家实，那么本条的太阴大实痛，当然也是指肠中的腐秽了。这一提法，确实迷惑了许多读者，因此必须指出其错误的所在。

首先，278条的脾家实，其表现为暴烦下利，而本条的大实痛，却表现为痛不可按。其次，278条是腐秽去必自愈，而本条却没有腐秽可去，也不会自愈。因此可知，278条的脾家实，是正气实，指的是胃肠道阳气恢复后驱湿下出的功能。而本条的大实痛，是邪气实，指的是气血凝滞，脾络不通。两"实"字的含义不同，因此把278条的脾家实等同于本条的大实痛，就导致了上述的错误。

另一个问题是：桂枝加芍药汤和桂枝加大黄汤是否表里两解？

这首先要分析邪陷太阴出现腹满时痛或大实痛之后，是否一定有表证存在？还能有什么样的表证存在？

按：太阳病下之后，能有以下几种情况：一是邪尚未陷，表证仍在，这时仍应解表。例如"太阳病，外证未解，医反下之，脉浮者不愈……须当解外则愈，宜桂枝汤"就是。又如"太阳病下之后，其气上冲者，与桂枝汤方用前法。""太阳病下之，微喘者，表未解也，桂枝加厚朴杏子汤主之。""太阳病下之，脉促胸满者，桂枝去芍药汤主之。"这些都是邪气未陷，表证仍在，所以仍用桂枝汤解表。虽然根据情况，有时也将桂枝汤略为加减，但其所加减的药物，也总以无碍于解表为原则。二是外邪已陷，但表证未清。这时，表兼里实的，应当先汗后下，表兼里虚的，应当先温后汗，一般是分两步走。如下后"心下痞，恶寒者，表未解也"，先与桂枝汤解表，后与大黄黄连泻心汤治痞。下后"下利清谷，身体疼痛者"，先与四逆汤温里，再与桂枝汤解表，都是这样。为什么要分两步走呢？因为如果里寒不先温里，里实又将桂枝汤与泻下药合用，便减弱了桂枝汤通阳的作用，达不到解表的目的。只有在表邪极轻，仅仅身热未去，或者脉象未静（如脉促），连身痛、恶寒也没有了的情况下，才一方两解，不分两步，如桂枝人参汤中用桂枝、葛根芩连汤中用葛根就是这样。三是已算不上是表证，只能叫作表未和的，就专于治里。如"脉浮数者，法当汗出而愈，若下之身重心悸者，不可发汗，当自汗出乃解……须表里实，津液自和，便自汗出愈"就是。身只是重，而不是痛，这是下后荣阴不足，阳尚未通，已不算表证了，所以不必发汗，可以等待其津液自和。也可以补养荣阴，佐以通阳（如小建中汤）促其津液早日自和，以达到自汗出而愈。四是连表未和也没有了，外邪全陷于里，这已成坏病，"桂枝不中与之也，知犯何逆，随证治之"。

本条下后，应该是上面所说的哪一种情况呢？外邪已陷入太阴，不可能表证表脉典型俱在。桂枝加芍药汤、桂枝加大黄汤又不是分两步走。其所加的药物，芍药酸敛，大黄苦寒，又不利于桂枝汤解表，所以也不是表邪未清。因此，据方测证，应当是已无表证。但桂枝汤还有一点通阳的作用，所以充其量也只不过是表未和罢了。

为了进一步说明本证不是表未解，而是表邪已解，或者充其量也只是表未和，下面再从桂枝汤谈起。

在习惯上，人们一提到桂枝汤，往往会想到解表。其实，桂枝汤的基本作用是调和荣卫。临床可以利用它调和荣卫这一功能来解表，但不是凡用桂枝汤都是为了解表。例如《金匮要略·妇人妊娠篇》云："妇人得平脉，阴脉小弱，其人渴，不能食，无寒热，名妊娠，桂枝汤主之。"既是平脉，又无寒热，却用桂枝汤，这足以说明桂枝汤不是专用于发汗解表的方剂。桂枝汤本身都不应看作解表的专用方剂，那么从桂枝汤衍化而来的方剂，就更不应看作解表的方剂了。譬如桂枝新加汤、小建中汤，人们都已承认不是解表剂，而从桂枝汤衍化出来的桂枝加芍药汤和桂枝加大黄汤，更接近于新加汤和小建中汤，却硬要说是具有解表的作用，岂不是凭空臆想，脱离临床吗？

再从加芍药谈起。

用桂枝汤解表，是可以灵活加减的。但是加减时必须遵循一条重要原则，就是必须有利于解表。试看加芍药是否有利于解表吧！21条云："太阳病，下之后，脉促胸满者，桂枝去芍药汤主之。"下后脉促胸满，是邪将陷而暂尚未陷，此时要解表，就连原方中的芍药也不用了。因为只有去了芍药之酸敛，才能有利于桂枝之温通，才能达到驱邪的目的。而本条不是邪将陷，而是邪已陷，不但不去芍药，而且倍用芍药，这还能说本方中的桂枝汤是为了解表吗？

张隐庵认为，桂枝加芍药汤即建中之意。"建中之意"是什么意思呢？就是说，二方的作用虽有建中、和中的不同，但治疗的重点都是中焦之太阴，而不是肤表之太阳。这一提法，排除了桂枝加芍药汤是表里两解的说法，倒很有意思。但是"建中之意"究竟不等于就是建中。因为小建中汤的主药是饴糖，是以建补中焦取汁化荣为目的，在里虚不宜发汗而又有极轻极微的表不和时，服小建中汤荣卫充足之后，能促进人体的自然疗能，有时可能促使自汗而解，这在医学术语上叫作寓汗于补。而桂枝加芍药汤的主药是芍药，是以破阴结、通脾络、止痛为目的，连饴糖也没有，就只能和中，不能建中，连自汗的希望也没有了。

最后从加大黄谈起。

桂枝加芍药汤已经不能解表，那么桂枝加大黄汤就更不能解表，这已不辩自明了。但是加大黄是否为了涤荡肠胃中的腐秽呢？诚如一见用桂枝汤就想到是解表一样，人们在习惯上，也往往一见加大黄，就想到是下大便。其实，用大黄固然能下大便，但是用大黄并不都是为了下大便。《本草经》称大黄的作用是"下瘀血、血闭寒热、破癥瘕积聚、留饮宿食、荡涤肠胃、推陈致新、通利水谷、调中化食、安和五脏"，可见大黄是血分药，善破血滞，兼走肠胃。试看张仲景是怎样用大黄的吧！治水与血俱结在血室的大黄甘遂汤用之；治热结膀胱的桃核承气汤用之；治热在下焦少腹硬满的抵当汤、抵当丸用之；治吐血、衄血的泻心汤用之；治肠痈的大黄牡丹汤用之。以上种种，都是为了祛瘀血、通脉络，而不是为了通大便。又如我们临床，治两眦赤脉及血贯瞳仁用之，治丹毒赤肿、水火烫伤亦常用之，都是为了祛瘀通络，也不是为了泻大便。为什么在气血凝滞，出现大实痛的情况下用一点大黄，却硬要指为通大便呢？

涤荡肠胃中的留饮宿食，的确也是大黄的专长。但是如果留饮宿食在肠胃，并出现了腹满腹痛，用大黄就得兼用气分药，如枳实、厚朴、木香、槟榔等。如果不用气分药仅靠大黄，那么气分不开，结滞不去，就会腹满不除，腹痛不止。而桂枝加大黄汤，不但没有气分药，而且大黄与辛甘、酸甘合用，大黄又只用二两，温分三服，每服合现代二钱，这样的剂量，能是为了通大便吗？

其实，用大黄不是为了通大便，本来用不着我们去争辩，《伤寒论》原文就已经提到了。试看本条之下接着就说："太阴为病脉弱，其人续自便利，设当行大黄芍药者宜减之，以其人胃气弱，易动故也。""其人续自便利"就是说，在"医反下之"之后，其人不是腹泻了一两次即止，而是大便继续溏薄快利，这时如果腹满时痛或大实痛而要用桂枝加芍药汤或桂枝加大黄汤的话，就要把芍药和大黄的用量再次予以减少。这是因为"其人胃气弱易动"，怕因此而引起腹泻。加大黄竟怕出现腹泻，这能是为了泻肠中的腐秽宿食吗？

那么加大黄究竟是为什么呢？很清楚：加芍药是为了破阴结、通脾络。破阴结，就是破太阴之结滞；通脾络，就是通"小络引急"。大黄是在加芍药的基础上又加的，所以除了破阴结、通脾络之外，还要泻经脉的"炅气"。

本条在理论上，在临床上，在条文的文字上，是如此清楚，而注家们却竟然解释错误，就是因为，把桂枝汤的作用和大黄的作用，撇开临床而做了硬性教条规定的缘故。

第八节　对传统的错误看法要敢破敢立

在封建社会里的知识分子，很多人对于祖国的文化遗产，包括医学在内，不是以进步的科学真理为依据，而是保持着"注不破经，疏不破注"这样的守旧思想。他们不但对于所谓"经文"不敢持否定态度，甚至连注经的所谓"名家"也只能服从，不可对抗。譬如有人对某些问题提出新的见解和看法时，就有人会问："你见过有哪一注家是这样说的？"他们不是从道理上来说服，而是以权威的言论来压服。

我们承认，历代注家们对于《伤寒论》的注解，或从理论上予以发挥，或从临床实践中予以论证，贡献是不少的。然而也要看到，注家们的解释，也并不都是尽善尽美。精辟独到之处是有的；牵强附会、闭门造车的也不算少。我们如果不加分析，就会跟着他们的某些错误论点钻进去；或者明知不对，但慑于"名家"的权威，不敢提出异议；或者因为这已经是多数人的看法，不易扭转，便随波逐流，人云亦云。这种对学术不负责任的态度，是要不得的。我们的要求是：除了分析旧注要有科学的态度以外，批判旧注还要有敢破敢立的精神。有分析才会有批判，敢破才能敢立。

怎样分析旧注是否正确，从而提出新的见解呢？我认为：凡是越解释就越神秘、越难懂，这样的注解就一定有问题，就应当撇开旧注，改弦易辙，另找新的论据。譬如前面所说的"传经"，就是这样。除此以外，《伤寒论》的旧注中还有一些问题，虽然已为大多数学者所公认，但又确实令人难解，现在提出来重新探讨一下。

一、风伤卫寒伤荣的问题

太阳中风是风伤卫，太阳伤寒是寒伤荣，这是从成无己以来，大多数《伤寒论》注家的共同认识，几乎没有人反对。风为什么伤卫？寒为什么伤荣？又解释说：风属阳，卫亦属阳，寒属阴，荣亦属阴，阳邪伤卫，阴邪伤荣，这是以类相从。这是多么形而上学的解释啊！这样的解释，且不说学者听不懂，就是做这样解释的本人，也不会懂，不过是在自欺欺人罢了。正因为听不懂，所以到了清末唐容川就起来辩驳说，错了！应当是寒伤卫，风伤荣。然而寒伤卫、风伤荣，听着又何尝能懂？还不是和风伤卫、寒伤荣一样，在自欺欺人吗？

凡是越解释越难懂的就必然有问题，就应当另找答案。

那么风、寒、荣、卫是怎样一种关系呢?《素问·皮部论》云:"是故百病之始生也,必先中于皮毛。"荣是行在脉中,卫是行在脉外的。因此,无论是风是寒,既然必先中于皮毛,那就必然先伤卫。卫气伤了便怎样呢?《灵枢·本脏》云:"卫气者,所以温分肉、充皮肤、肥腠理、司开合者也。"尤其是"司开合"这一功能,对于体温的变化和汗液的排泄,起着极为重要的调节作用。如果卫气伤了,调节的作用失灵,不是开而不合,就是合而不开。开而不合就自汗脉浮缓,就卫强而荣弱;合而不开就无汗脉浮紧,就卫强而荣不弱。自汗为风性疏泄,无汗为寒性凝敛,这就是中风、伤寒命名的由来。旧注不去分析风寒对于卫气的不同影响,也不分析荣和卫的相互关系,却强把风、寒、荣、卫分了家,就造成了上述错误。

有人会反对说,"风则伤卫,寒则伤荣"是《伤寒论》的原文,不能随便篡改。岂知《伤寒论》的原文,并不都是张仲景的原文。因为《伤寒论》是经过王叔和的重新加工整理而成的,他为了给学者打基础,编前增入《辨脉法》《平脉法》《伤寒例》《痉湿篇》等篇。"风则伤卫,寒则伤荣"就在《辨脉法》中。他又为了学者便于检寻,编后又增入"可"与"不可"等八篇。尤其是"可"与"不可"诸篇之首,有"夫以疾病至急,仓促寻按,要者难得,故重集'可'与'不可'方治,比之三阴三阳篇中,此易见也"的说明。明明指出是"重集",不是仲景原编。王叔和整理《伤寒论》,其贡献是

171

不可埋没的，但又辑入其他杂说，有时使《伤寒论》的本旨，欲明反晦，这一点早已有人批评过。更重要的是，学术研究必须以真理为标准，只要有道理，任何人的意见，都应当采取。如果没有道理，不但是王叔和，即使是张仲景，同样也应当提出批评，绝不应人云亦云，盲目服从。

二、三阴三阳开阖枢的问题

读《伤寒论》的注解，往往会遇到"开""阖""枢"这样一些名词，它是根据《内经》"太阳为开，阳明为阖，少阳为枢"，"太阴为开，厥阴为阖，少阴为枢"而采入《伤寒论》的注解中的。《内经》中的三阴三阳，本来是代表人体的正常生理现象，它和《伤寒论》中用以代表疾病类型的三阴三阳，并不完全相同。因此，如果说开阖枢在《内经》中还能起到一点帮助理解的作用的话，那么搬到《伤寒论》中来，就可能连这一点作用也不一定有了。我们试举张隐庵对于《伤寒论》中的三阴三阳开阖枢的一段说明为例，看看开阖枢对于《伤寒论》的读者，究竟起到了什么样的作用。他说："夫三阳在外，太阳主天气而常行于地中，阳明主阖而居中土，少阳主枢而内行于三焦，此三阳在内，而内有阴阳也。三阴在内，太阴为开而主皮肤之肉理，少阴主枢而外浮于肌表，厥阴为阴中之少阳而会通于肌腠，此三阴在外，而外有阴阳也。"

像这样的解释，且不说对于临床毫无价值，就是为理论而理论，也不容易讲通。譬如厥阴是怎样为阖的，就不好讲了，笼统地称为"阴中之少阳"，这对读者能起到多大的帮助作用，是值得怀疑的。

凡无助于临床实践，而又越解越难懂，越学越糊涂，这样的注解，必有问题。

开阖枢究竟是怎么一回事呢？要弄清这一问题，应当先从开阖枢这三个词的产生和演变说起。

原来三阴三阳的开、阖、枢，《太素·阴阳合篇》和《太素·经脉根结篇》都作"太阳为关……""太阴为关……"。肖延平的按语说，这两个"关"字，日本抄本都写作"闗"，这是关的繁体字"關"的古代简化字。那么太阳和太阴，究竟是应当"为开"呢，还是"为关"呢？据杨上善《太素》注的意思，门是门关、门阖、门枢三部分组成的。门关的作用，是"主禁者也"。既然是"主禁"之意，自然当作"关"字为是，若作"开"就说不过去了。而且无论《灵枢》《甲乙》《太素》，在这几句之前，均有"不知根结，五脏六腑，折关、败枢、开阖而走"这样一段文字。既然前文是"折关""开阖""败枢"，下文就应当是"为关""为阖""为枢"了。

为了证实开、阖、枢确实是关、阖、枢的演变，兹再举《素问·皮部论》以做证明。

《素问·皮部论》里有"阳明之阳，名曰害蜚"，"少阳之阳，名曰枢持"，"太阳之阳，名曰关枢"，"少阴之阴，名曰枢儒"，"心主之阴，名曰害肩"，"太阴之阴，名曰关蛰"等语。据日本人丹波元简《素问识》的考证（文繁不录），"害蜚"当作"阖扉"（即门扇、门板），"枢持"当作"枢杼"（即门脚、门轴，门的开阖，全仗此轴），"关枢"是"持门户"的横木（即门闩），"枢儒"当作"枢㯫"（柱上承木之斗拱），"害肩"当作"阖楄"（扉上容枢之枅），"关蛰"当作"关柣"（即门橛，在门当中两扇门相合处，用以防止门过于合向里去）。由此可见：太阳、太阴为关，关指关枢、关柣，阳明、厥阴为阖，阖指阖扉、阖楄，少阳、少阴为枢，枢指枢杼、枢㯫。这本来是古代建筑学上的一些名词，古人用于三阴三阳，其目的是以比类取像的方法，帮助学者领会其大体意义。诚如丹波氏所云："且害蛰、枢持、关枢之类，为三阴三阳之称者，不过借以见神机枢转之义，亦无深义焉。"而有的注家，却偏偏就此传抄之误，在开阖枢上大做其文章，注《伤寒论》者尤其如此，结果把《伤寒论》越讲越玄妙，学者越听越糊涂。这有什么用呢？不过是在故弄玄虚，吓唬人罢了。

三、蓄水证是太阳之邪循经入腑，热与水结在膀胱的问题

太阳病蓄水证是指71条至74条的五苓散证说的。对于这几条的解释，从前就有不少注家称之为太阳腑证，认为是太阳之邪，循经入腑，以致热与水互结在膀胱所致。尤其是近几年来，从各地出版的《伤寒论讲义》教材来看，对上述意见，几乎全部一致起来，未见有谁提出异议。

蓄水证是太阳病中几个重点病变之一，太阳之邪如何循经入腑，又如何使热与水互结在膀胱，我觉得很难理解。而且这对于理论和实践，又都是很重要的问题，

所以提出来让大家讨论一番，是值得的。

蓄水证，就是水的代谢异常，主要是水的排泄有问题。因此，研究一下水在正常情况下是怎样运行的，在太阳病中又是什么原因影响水的正常运行，对于解决上述问题，是会有帮助的。

《素问·经脉别论》云："饮入于胃，游溢精气，上输于脾，脾气散精，上归于肺，通调水道，下输膀胱，水精四布，五经并行。"这就是正常人体内水代谢过程的简要叙述。"脾气散精，上归于肺"是代的过程；"通调水道，下输膀胱"是谢的过程。这里讨论的是蓄水，其主要矛盾在"谢"的方面，所以重点讲讲"水道"和膀胱的作用，以及二者的相互关系。

《素问·灵兰秘典论》云："三焦者，决渎之官，水道出焉……膀胱者，州都之官，津液藏焉，气化则能出矣。"这说明：三焦是行水之道，膀胱是贮水之器，水的排泄，是通过上、中、下三焦，最后进入膀胱贮存起来，到一定程度，再排出体外。这就可以推知：如果三焦不利，水道不畅，水就不仅会郁在下焦，而且还会郁滞在人体上、中、下各部组织内，使上焦不能如雾，中焦不能如沤，下焦也不能如渎。如果不是三焦不利，而仅仅是膀胱不能排泄，那就会形成尿潴留，出现小便难、小腹满等症状。尤其是小腹满这一症状，膀胱蓄水时必然存在，而在三焦水道不畅的情况下，其水下输膀胱的功能迟滞，是不能或很少可能形成小腹满的。

明白了上述道理，我们再看看太阳病的蓄水证是怎样一些症状吧。71 条是"脉浮、小便不利、微热、消渴"，74条是"渴欲饮水，水入则吐"。这两条都是典型的蓄水证，但这些症状中并没有"小腹满"，而"消渴"这一症状，恰好就是水饮停蓄，致使正津不布，也就是上焦不能如雾的表现。由此可见，把蓄水的病理看作是三焦不利，比看作是蓄在膀胱，更有说服力。

再看蓄水证是怎么形成的吧。71条是"太阳病，发汗后，大汗出"，72条是"发汗已"，73条是"伤寒汗出而渴"，74条是"中风发热六七日"。太阳中风本来就"汗自出"，所以把这几条合起来，可以看出，蓄水证是出现在太阳病发汗之后，或者自汗出之后。为什么这样呢？《灵枢·本脏》云："三焦、膀胱者，腠理毫毛其应。"原来人体内的水液，由三焦外出皮肤腠理就是汗，由三焦下输膀胱就是尿，汗和尿虽然出路不同，名称各异，但在体内时不能分家，而且都与三焦、膀胱有关。因此，汗多者尿必少，汗少者尿必多。太阳病的发热、脉浮，水液本来就有升向体表准备作汗的趋势，表虚自汗者自不必说，即使是无汗表实证，也可因发汗而使水液乘势外泛，尤其是平素三焦气化不足的患者，一经大汗，或者中风汗出延至六七日，水液由于外应皮毛，其下输膀胱的功能就会逐渐减弱，但其上行外泛之水，又不能尽出体外，就势必留滞于三焦，这就形成了小便不利、消渴的蓄水证。有的注家认为蓄水证是太阳之邪循经入腑，岂有由于发汗竟把经邪引入太阳之腑的道理！注家之所以把蓄水证解释为循经入腑，是根据经络与脏腑的关系，撇开临床，又加以想象而得出来的。经络和脏腑之间，肯定是有关系的，但经络不是水的通路，因此把蓄水证说成是循经至腑，是讲不通的。

有人说：水虽然不能循经入腑，但是太阳经中之热，是可以循经入腑，与膀胱中之水相结的。这一说法，正好就是所谓"热与水结"的理论根据。因此，有必要分析一下，蓄水证的病理是否水因热结，这样，就连是否循经入腑，也可以不辨自明了。

治疗太阳蓄水证的主方是五苓散，请看五苓散是否具有利水并兼清热的作用吧。

五苓散中的利水药是茯苓、猪苓、泽泻。其中只有泽泻味咸微寒，稍有清热的作用，而茯苓、猪苓，都味甘性平，只能利水，不能除热。尤其是方中的桂枝和白术，一属辛温，一属甘温，一味微寒的泽泻加入两味温性药中，硬说本方能清热利水，实在太勉强了。真正热与水结致成小便不利是有的，譬如猪苓汤证就是这样。但是猪苓汤证并不是热邪循经入腑，方中也不用桂枝和白术，而是除茯苓、猪苓、泽泻之外，更为重要的是用阿胶养阴，用滑石甘寒利窍。

习惯势力、传统观念总是不容易改变的。就以这几条蓄水证而论，本来并不是难以分析的问题，只是由于从前有些注家是这样说的，于是总有人为这些注解找论据、做辩护。他们除了引用经络和脏腑的关系以证明"循经入腑"之外，还常引用《伤寒论》原文以证明蓄水证必小腹硬。如125条云："太阳病，身黄，脉沉结，小腹满，小便不利者，为无血也。"他们说：这就是太阳病蓄水和蓄血两大腑证的鉴别。其所以需要鉴别，就是因为蓄水证也有小腹满。还有人由于临床应用五苓散治膀胱尿潴留确实行之有效，因而也认为这几条蓄水证就是水蓄在膀胱。这些说法都是片面地看问题，我们当然知道小便不利又加小腹满是蓄水证，但这并不是说所有的蓄水证都小腹满。五苓散可以治膀胱尿潴留，但是也有针对性，而不是能治所有的尿潴留，更不是凡用五苓散都是为了治尿潴留。尤其是125条的"身黄、脉沉结、小腹硬、小便不利者"，这虽然也算蓄水，但这是茵陈蒿汤证，予以茵陈蒿汤，就能"一宿腹减，黄从小便去也"。它和这几条五苓散证，根本没有对比的价值。

辩者会说，名家旧注就是这样说的。但是翻阅旧注，各家意见并不一致，譬如张令韶就说："小便不利者，乃脾不转输。"张隐庵说："大汗出而渴者，乃津液之不能上输，用五苓散主之以助脾。"都没有说水蓄在膀胱。尤其是柯韵伯解释水逆证云："邪水凝于内，水饮拒绝于外，既不能外输于玄府，又不能上输于口舌，亦不能下输于膀胱，此水逆之所由名也。"更清楚地指出"不能下输膀胱"是三焦不利，不是膀胱蓄水。不过这些说法，比较起来，还是少数，所以未被人们所重视。但是要知道，真理有时是在少数人手里。

第九节　对原文要一分为二

《伤寒论》的写作，在当时是成功的。但时代在前进，科学在发展。若以现代的医学水平来衡量千余年前的作品，无疑是会有一些唯心的、落后的东西。因此不能把《伤寒论》看成天经地义，而是要去芜存菁，一分为二。现从以下几个方面予以评价。

一、在辨证方面

临床证明，有些疾病，如果用伤寒法辨证，依伤寒方用药，其疗效往往出人意料，为现代医学所不及，这已是中西医工作者所公认的事实。但在辨病方面，还是很不够的。《伤寒论》中之所谓病——例如六经病，在现代医学看来，属于多种不同热性病（也包括某些杂病）的不同阶段。譬如头痛、发热、恶寒的太阳病，伤风、流感以及其他热性病的初期，都可能出现。发热、恶热、口渴、便秘的阳明病，则是多种热性病的中期或末期的共同症状。口苦、咽干、目眩或往来寒热、胸胁苦满的少阳病，则多见于感冒或并发胸膜、肝、胆等疾患。自利不渴的太阴病，则是消化道机能衰减的慢性胃肠炎。脉微细、但欲寐的少阴病，则多见于消耗性疾病出现心力衰竭时。心中痛热的厥阴病，慢性萎缩性胃炎有时也出现这样的症状。因此，要弄清楚疾病的本质和病原、病灶，以便掌握疾病发展、变化的全过程，做到心中有数，单凭六经辨证，还是远远不够的，还必须中西医结合，弄清楚究竟是什么病。

二、在理论方面

例如"六经辨证"，这是《伤寒论》在中医学方面突出的贡献，它确实是为后世临床大开了方便之门。但是也要看到：

1. 六经辨证本身就存在着教条，譬如少阴篇三急下证，明明是燥屎形成的肠梗阻，只因为症状表现为"下利清水"，而不是大便硬，是"口燥咽干"，而不是大渴欲饮水，是"腹胀不大便"，而不是大便难，便不叫阳明病，却叫少阴病，就是证明。又如：同是寒浊为患的吴茱萸汤证，表现为"食谷欲呕"就划归阳明；表现为"吐利、厥冷"就划归少阴；表现为"干呕、吐涎沫、头痛"，就划归厥阴。同是停水不渴的茯苓甘草汤证，汗出者，划入太阳；"厥而心下悸者"，划入厥阴。同是胸中停痰的瓜蒂散证，"气上冲咽喉，不得息者"，划入太阳；"胸中满而烦，饥不能食者"，便划入厥阴。同是阳虚水泛的真武汤证，"发热、心下悸，头眩"的，写在太阳篇；"腹痛、小便不利、四肢沉重"的，写在少阴篇。甚至连"脉滑而厥"的白虎汤证，"下利、谵语"的燥屎证，也编入厥阴篇。这种撇开疾病本质，只依现象来分经的做法，实是典型的教条。

2. 六经辨证，不但其本身存在着教条，而且在后世温病学说"卫气营血"辨证的相形之下，也显得不够。譬如衄血、蓄血、热入血室、桃花汤证、黄连阿胶汤证等，以六经辨证就远不如以卫、气、营、血辨证，更便于临床。

下面举例说明以六经辨证代替营血辨证所致成的错误。

257条云："病人无表里证，发热七八日，虽脉浮数者，可下之。假令已下，脉数不解，合热则消谷喜饥，至六七日不大便者，有瘀血，宜抵当汤。"

258条云："若脉数不解，而下不止，必协热便脓血也。"

这两条，从下之前的"无表里证""发热""脉浮数"，结合下之后的"协热便脓血"来看，可能本病就是温病学说中的气血两燔证。因为"无表里证"，是说发热的同时，并不兼有恶寒、身痛、头痛等表证，也不兼有腹满、潮热、便秘等里证。这样的发热、脉浮数，就启示了数为荣热、浮为热蒸于气的可能。尤其是下后脉数不解的两种结局：一是六七日不大便者，有瘀血；一是下不止必便脓血，更清楚地说明病已涉及荣血。这本应清荣、凉血，或透热转气，采用清荣汤、化斑汤之类的方剂，却竟用了下法，这就导致营热内陷，出现"脉数不解"和协热、便脓血等变证。

由此可见，在张仲景写《伤寒论》的当时，对于营、血的辨证，在理论上尚未形成，临床实践也缺乏这方面的经验。

六经辨证这样的理论，除了存在着以上这些缺点以外，在其他方面，就说治则吧，理论上也不完善。譬如表证兼见里实证，始终坚守"先解表、后攻里"这一原则，直如天经地义，不可更改。就连二阳并病，仅仅是"面色缘缘正赤"也要先解之熏之，先治太阳，后治阳明（见48条）。这远不如后世的双解散、防风通圣散之类的表里两解等方法，更为适用。

三、在诊断方面

《伤寒论》在诊断方面有宝贵的经验，但有些方面，还很原始，而且也有错误。

譬如对于阳明病里实、里热的诊断："有潮热者，此外欲解，可攻里也"，"手足濈然汗出者，此大便已硬也"，"小便利者，大便当硬"，"小便少者，此但初头硬"。以及少阴病的诊断："但头汗出，故知非少阴也"，"小便色白者，少阴病形悉具"等。这些宝贵的临床经验，不胜枚举。但是有些方面，还很原始。仅就舌诊来说吧，《伤寒论》那么大的篇幅，其中仅有"舌上燥而渴""舌上苔者""舌上白苔滑者""口干舌燥"等寥寥几条，这远不如近代舌诊，对舌质、舌苔的形态、色泽，分析得更为具体，更为详尽。

又如11条："病人身大热，反欲得近衣者，热在皮肤，寒在骨髓也；身大寒，反不欲近衣者，寒在皮肤，热在骨髓也。"

这里以皮肤代表邪在浅层，以骨髓代表邪在深层，不但是概念不清楚，而且在个别特殊情况下，这一诊断方法也不可靠。譬如阴盛格阳的通脉四逆汤证，就能"身反不恶寒"，而不是"欲得近衣"。

在诊断方面，不但存在着上述的疏漏和教条，而且也有错误。如237条："阳明证，其人喜忘者，必有蓄血，所以然者，本有久瘀血，故令喜忘，屎虽硬，大便反易，其色必黑者，宜抵当汤下之。"这分明是消化道内出血，其所以喜忘，也是血并于下，上气不足（大脑缺血）所致。这样的脱血证，不去治肠胃，却攻下瘀血，诊断上倒果为因，治疗上也逐末忘本。虽然中医学对于内出血的治疗，有时采用活血行瘀法，也有利于出血点的愈合，但这里指出的是"本有久瘀血"，而且用的是攻血峻剂，这显然是以破血逐瘀为目的，而不是以治疗出血点为目的。其错误的根源，就是因为诊断方面存在问题。

还有一些诊断方法，近似于江湖医生的骗术。如75条："未持脉时，病人手叉自冒心，师因教试令咳，而不咳者，此必两耳聋无闻也，所以然者，以重发汗，虚故如此。"为了弄清病人是否因过汗伤阳而导致耳聋，不直接询问，却令病人作咳来试探，这种弄虚作假的骗人伎俩，不加批判，反作为医学的心传，这是很可鄙的。

又如论中有所谓"不治""死"等证，这在当时那样的医疗水平下，可能属实，但在现代的医疗条件下，采用强心、急救等措施，未必就是死证。

由于缺乏科学的诊断技术，所以对于病灶，只能笼统地指出其大概的部位。譬如"此冷结在膀胱关元也"，只能使人想象、揣摩，而不能像现代医学那样，具体指出是某一脏器，某一组织。又如"胁下素有痞"，也不能像现代医学那样指出是肿瘤、是脏器、是肝、是脾。

四、在方剂、用药方面

《伤寒论》方剂、用药简练、灵活、严格，确有精辟独到之处，但有些方面，还是不如后世的成就。

前已提到，先汗后下，有时不如后世的防风通圣散、双解散等一方两解，更为稳妥而可靠。又如阳明中风用栀子豉汤，就远不如刘河间的三黄石膏汤。兹再举一例来说明今胜于昔、后来居上。

212条："伤寒若吐若下后不解，不大便五六日，上至十余日，日晡所，发潮热，不恶寒，独语如见鬼状；若剧者，发则不识人，循衣摸床，惕而不安，微喘直视，脉弦者生，涩者死。微者，但发热谵语者，大承气汤主之。若一服利，则止后服。"

病已发展到"循衣摸床、惕而不安"的程度，这分明是热炽伤阴、肝风内动的危证。这只有滋阴潜镇，如后世的一甲、二甲、三甲复脉等汤，以及大、小定风珠等酌用，才为对证。即使有腹满不大便的症状存在，也应当采用新加黄龙汤、增液承气汤等增水行舟法，才能立足于不败之地。而那时还没有这样的方剂，所以只能采用大承气汤来做孤注一掷，是很不理想的。

五、其他方面

如治疗方法中的㗜灌，以及熏、熨、温针、烧针等火劫法，现代已不多见，至少是在治疗外感热病方面很少见到，而在《伤寒论》中，却占了相当大的篇幅。文字方面，也可能有脱简或传抄的错误。如176条："伤寒脉浮滑，此以表有热，里有寒，白虎汤主之。"注家们虽然做了许多解释，也做了许多更正，但仍是不能令人满意。又如98条的最后一句，"食谷者哕"语法上既不连贯，对于全文又毫无意义。凡此都可能是脱简或传抄的错误，都不要强做解释。

第四章 《伤寒论》六经串解

《伤寒论》有398法，113方，学者常常感觉庞杂难记。现在把它串起来，使之若网在纲，有条不紊，这对于记忆、掌握、融会贯通来说，是有帮助的。

第一节　太阳病串解

一、太阳和太阳病

太，是大的意思。人体的面积，以肤表为最大，所以肤表之阳称为太阳。

肤表是荣卫循行之地，荣行脉中，卫行脉外。其中主要是卫气，它在荣气的支援下，起着温分肉、充皮肤、肥腠理、司开合的卫外作用。所以太阳的职能，实际就是卫气行在体表的职能。旧注称"太阳为一身之藩篱，主肤表而统荣卫"。"统荣卫"，就是把太阳的功能，概括为荣、卫的功能。

太阳既然主肤表而统荣卫，所以外邪中于肤表之后所引起的荣和卫的病理反应就叫作太阳病。譬如卫气为了抗邪，而更全力以赴地趋向于体表，就会脉浮、发热，同时又不能正常地卫外，就必然恶寒。这些体表卫分的异常表现，也就是太阳病的必有症状。

脉浮、发热、恶寒，虽然是太阳病必见的症状，但是严格说来，这只能叫作表证，仅凭这几个症状来确定太阳病，是不够的。因为在别经受病时，其前驱期，有的也会出现这样的表证。因此要确定太阳病，还必须在表证的基础上再有太阳病所独有的特点——头项强痛，才能说明病不但在肤表，而且也在太阳的经络，才是最典型的太阳病。

二、太阳病的分类和治疗

太阳病在卫气职能方面的改变，不但能表现为发热恶寒，而且还必然影响其司开合的功能而表现为有汗或无汗。在正常情况下，卫气总是能开能合，以适应人体体温的调节和汗腺排泄的需要。但在受邪后就不同了，有的人是卫气但开不合，有的人是卫气但合不开。但开不合的就有汗，有汗就使荣弱而脉浮缓；但合不开的就无汗，无汗荣就不弱而脉浮紧。脉浮紧者必身疼痛，脉浮缓者身不痛。这就形成了太阳病的两大类型，无汗是凝敛的象征，叫太阳伤寒；有汗是疏泄的象征，就叫太阳中风。

伤寒和中风的关键问题，是卫气有开合之异，随之而来的，又使荣阴有强弱之分。这样就为其以后的发展变化，具备了不同的内在条件，也为其当前的辨证论治，提供了可靠的依据。

太阳病的发热，在程度上虽然伤寒和中风之间也有差别（伤寒的发热重，中风的发热轻），但都是卫气受邪后的病理兴奋，这在医学术语上叫作"卫强"，卫强就需要发汗以泄卫，泄卫就是驱邪。无汗脉浮紧的伤寒，关键在于开毛窍，必须用麻黄汤峻汗。而有汗脉浮缓的中风，不但不能用麻黄，而且还要照顾到荣弱，就只能用桂枝汤。桂枝汤中有芍药、甘草酸甘化阴，来配合桂枝、甘草辛甘以缓汗，所以最适用于有汗的太阳中风证。这样，麻黄汤和桂枝汤就成了发汗治太阳病的两大主方。

《伤寒论》中太阳病的篇幅虽然大，但对于太阳病的分类和治疗就是这样简单，其余都不是单纯或正式的太阳病，而是太阳病的兼证、夹证或变证。

三、太阳病的兼证、夹证、变证

疾病的过程，就是邪正斗争的过程。由于感邪有轻重，体质也有不同，所以不但能出现不同的兼证、夹证，也有不同的斗争结果——变证。有的是痊愈了；有的是接近于痊愈；有的是在表证的同时，又有不同的兼证；也有的表证虽然消失，却出现了另一些症状；平时的宿疾隐患，也可能随着太阳病而复发。总之病的发生不是千篇一律的，而且也不可能老是停留在一定的症状上。下面扼要地讲一讲太阳病兼证、夹证和变证的症状与治疗。

（一）兼证

伤寒脉浮紧、身疼痛、不汗出而兼见烦躁的，是阳气被郁太重，麻黄汤的辛温不利于烦躁，必须在此基础上，倍用麻黄，再加入石膏、姜、枣，变为辛凉重剂的大青龙汤，以发越郁阳。

阳气郁闭的时间较长，荣卫滞涩，以致脉象由浮紧变为浮缓有力，身虽不痛，却不轻巧、不灵活，但也能乍有轻时，和少阴病不同的，表示外邪已有顽固难拔之势，也用大青龙汤。

太阳病兼项背强几几的，是邪入经输，无汗用葛根汤，有汗用桂枝加葛根汤，兼解经输之邪。

太阳中风兼喘的，或者太阳病误下之后，表证未解，同时又出现微喘的，用桂枝汤都要加入厚朴、杏仁。

（二）夹证

身体痛烦，不能自转侧，脉浮虚而涩的，是风中夹湿。小便不利，大便不能成硬的，用桂枝附子汤。小便自利，大便成硬的，用去桂枝加白术汤。关节疼痛，小便不利，或身微肿的，用甘草附子汤。

伤寒表不解，发热而喘、咳，是夹水气，用小青龙汤，解表兼散水。

头项强痛、翕翕发热、无汗、心下满、微痛、小便不利的，是心下夹有水饮，用桂枝去桂加茯苓白术汤。

（三）变证

太阳病的变证，有是自然演变的，有是治疗不得当而造成的。为了叙述上的方便，把前者叫作"自变"，把后者叫作"治变"。

1. 自变 是指病情自然发展所起的变化。自变是从量变到质变，一般是渐变，所以病后日数的多少，有着极为重要的参考价值。例如：

（1）愈 也是变。

（2）将愈 是变轻了。

伤寒变轻，是由整日的发热恶寒，变为间歇发作。一日二三度发，面有热色的，用桂枝麻黄各半汤。若仅仅是日再发，面无热色，是表邪更轻，改用桂枝二麻黄一汤。

中风变轻，是由整日的发热汗出，变为间歇的时热自汗出，这仍是卫气不和，可在估计其将要发热自汗出之先，服桂枝汤发汗。也有发热已不明显，却常自汗出而不愈的，也是病在卫分，也用桂枝汤。

以上都是将愈未愈时的残留症状。

无汗脉浮紧的伤寒，可能出现衄血。衄，也是将愈的表现。但也有点滴不成流，衄而不愈的，仍要发汗。

（3）水的代谢异常　在三焦气化本来就不很充实的患者，在患中风过程中，由于常自汗出，或患伤寒后经过发汗而表仍未解，都可能进一步减弱其决渎的功能，使水但能上行外泛，而不能充分地下输膀胱。但这又不能泛出体外，就必然停蓄体内而形成蓄水证。蓄水形成后，其主要症状是小便不利、消渴，甚至水入即吐，形成水逆。表证未解，也必兼有脉浮、微热等。应用五苓散温通三焦，化气行水，表里两解。

（4）血的循行异常　上述之衄，就是血行异常，除此以外，又因足太阳膀胱经脉络肾属膀胱，所以太阳经中之热，有可能循经入腑，结于下焦、膀胱部位的血分，形成蓄血证。血结在小腹部位，便会出现小腹硬满或拘急、小便自利、如狂或发狂等症。小腹拘急，其人如狂的，其血尚未凝固，有可能自下而愈。不自下的，必须用桃核承气汤下之。小腹如果不是拘急，而是硬满的，是血已凝固，不攻不能自下，其人发狂的，用破血重剂抵挡汤攻之。尚未发狂的，可以峻药缓攻，改用抵挡丸。

（5）转属　是病已离开太阳，转入另一经。出现往来寒热、胸胁苦满等症的，是转入少阳。濈然汗出、大便秘结等症的是转属阳明。既然已经转入别经，就当按别经的原则论治。

2. 治变 这里所说的治变，并不包括治愈，而是专指治疗不得当，使病情更加复杂，向坏的方向所起的变化。

因治疗不当所促成的变化和自然演变不同，它不是渐变，而是突变，因此，日数的参考价值，就不如自变者那样重要。但是误治之后所致成的结果，除了关系到所采用的治则和方剂外，也取决于内因，而内因条件的形成，总是也与日数的或多或少有些关系。

治变可分为伤正和邪陷两类。

（1）伤正　不是伤阳，就是伤阴，或者阴阳两伤。

伤阳轻的，只是阳气轻微受挫，其向外的气机未变，这样就仍当解表。如"下之后其气上冲者""微喘者"都是。这都当仍用桂枝汤解表，只是喘者当再加厚朴、杏仁以宣降肺气。如下之后"脉促胸满"者，是阳气受挫较重些，外邪已接近内陷的边缘，用桂枝汤就得减去酸敛的芍药，使之更有利于宣通胸阳；又有发汗太过，遂漏不止的，是伤了肤表的卫阳，当用桂枝加附子汤。加附子的目的，是助卫阳以固表止汗。以上这些方剂，还都没有越出桂枝汤的加减范围。

伤阳重的，则多表证消失，转虚转寒，甚至阳虚不能温化而导致水饮内动。例如出现"叉手自冒心，心下悸欲得按"的，是心阳虚，用桂枝甘草汤壮心阳。心阳伤而兼有烦躁，或甚至惊狂的，多由火劫所致，兼烦躁的用桂枝甘草龙骨牡蛎汤；变惊狂的，用桂枝去芍药加蜀漆牡蛎龙骨救逆汤。发汗后腹胀满的，是脾阳虚而气滞，用厚朴生姜半夏甘草人参汤建中除满。脾阳伤而吐逆不止的，用甘草干姜汤温中。汗下后下利清谷，是伤脾肾之阳，用四逆汤温脾肾；汗下后昼日烦躁不得眠，夜而安静的，是阴盛格阳，用干姜附子汤引阳归阴。这都是平素体质不同，哪一脏的脏气不足，就会出现哪一脏阳虚的症状。

因阳虚而水饮内动的，多是伤及脾、肾之阳。因为脾主散精，肾为水脏，所以伤及这两脏时，就会导致水饮为患。例如吐下后，心下逆满，气上冲胸的茯苓桂枝白术甘草汤证，就是脾阳伤不能散水而形成的。又如发汗后，其人仍发热，心下悸、头眩、身瞤动、振振欲擗地的，是肾阳虚而水上泛，论中用真武汤扶阳镇水。还有，脐下悸，欲作奔豚的，是肾阳虚不能蛰藏，肾水有上凌的趋势，当用茯苓桂枝甘草大枣汤以降冲镇水。此外还有的用烧针疗法，针处被寒，引致奔豚发作，气从小腹上冲心的，与桂枝加桂汤以镇冲气、暖水脏。又有水停胃中，汗出不渴的，可用茯苓甘草汤温胃散水。

伤阴，轻的仅仅是津液轻度耗损，如发汗后轻度口干，或暂时性小便量少，可以静待津液恢复，不治自愈。较重的则耗阴伤血，如发汗后身疼痛、脉沉迟的，用桂枝新加汤益血和荣卫；脚挛急的，用芍药甘草汤养阴舒筋。特别是内因已有蕴热的患者，发汗伤阴之后，更容易化热化燥，加速其转属阳明。如大汗出、脉洪大、口干舌燥的，用白虎加人参汤清热生津。发汗不解，反蒸蒸发热的，与调胃承气汤釜底抽薪。

阴阳两伤的，当扶阳与益阴兼顾。如"发汗若下之，病仍不解，烦躁者"用茯苓四逆汤。方中四逆汤扶阳，又加人参、茯苓，养阴益气以安神。又如"发汗病不解，反恶寒者"，也是阴阳两虚，与芍药甘草附子汤，方中芍药、甘草益阴，附子助阳。

（2）邪陷 邪陷是和伤正分不开的，正气不伤，邪气就不能内陷。邪陷多是误治造成的，但也有自然演变的，邪陷后的变证，有协热利、虚烦、痞、结胸等。

1）协热利：协热利是表邪未解，而同时又出现下利的症状。下利有热利、寒利的不同，所以治法也不同。如太阳病，外证未解，而数下之，以致下利不止，心下痞硬，表里不解的，是协表寒利，当温中和表，桂枝人参汤主之。太阳病，桂枝证，医反下之，遂热利不止，脉促、喘而汗出的，是协表热利，当清里解表，葛根芩连汤主之。

2）虚烦：虚烦是邪热乘宗气之虚陷入胸膈所致，热邪内扰，所以心烦不眠，甚至反复颠倒，心中懊憹。进一步还可能胸中窒塞、心中结痛。但未与有形之痰水相结，所以心下按之不硬。本证舌苔黄白厚腻，多伴有身热不去。治疗当清热除烦，栀子豉汤主之。呕者，栀子生姜汤；气息不足，栀子甘草汤；下后心烦腹满的，是气机不畅，栀子厚朴汤；大下后身热不去、微烦、上热下寒的，栀子干姜汤。

3）痞：痞是病人自觉心下满闷，痞塞不通。有气痞与痞硬两种，气痞都是胃部受下药挫伤后，无形之热，郁聚心下所致，所以虽觉塞闷，但按之不硬，可用大黄黄连泻心汤泻热消痞。兼有恶寒的，当辨清是表未解，还是表阳虚。表未解的多兼有表热，当先解表，后攻痞；

表阳虚的，是无热汗出，当用附子泻心汤。

痞硬则与前者不同，它是脾胃气机呆滞，脾不升清，胃不降浊，以致湿浊壅聚心下，所以按之较硬，但不是石硬。清气不升浊气不降，就会兼有呕吐或泄泻。治法当健脾和胃，辛开苦降，用半夏泻心汤。兼伤食干嗳食臭的，用生姜泻心汤。吐泻过于急迫，干呕不止，心烦不安，下利频繁的，用甘草泻心汤。

此外还有一种痞硬，既不吐又不泻，却嗳气不止，嗳出的气，又没有伤食的气味，这是痰阻气逆所致，当消痰开结，用旋覆代赭汤。

4）结胸：结胸是热邪内入与痰水相结。根据病情的轻重，可分为大结胸和小结胸。大结胸症或结在胸中或结在心下，或连及小腹，按之石硬，疼痛拒按，不按亦痛，并兼有短气、懊忄农、烦躁等症，脉多沉紧。治法当泻热逐水。结在胸中偏上的，用大陷胸丸；结在心下或下连小腹的，用大陷胸汤。小结胸证，正在心下，范围狭小，按之则痛，不按不痛。这是热与痰结，脉多浮滑，当用小陷胸汤涤痰除热。

此外还有寒实结胸，它是寒痰内结，并无热邪，虽然硬痛却没有烦躁、头汗、舌苔黄等阳热症状。应用温下法，与三物白散。

四、汗法综述

太阳病变证中的全部和夹证中的一部分，其治法都是为了纠偏救弊，而不是太阳病的正治法。太阳病的正治只是发汗。所以要掌握太阳病的治法，只要把发汗法做一归纳就够了。

1. 太阳病的发汗，首先要辨脉辨证。发热、汗出、恶风，脉浮缓的，是卫强荣弱，宜桂枝汤。发热、恶寒、无汗、脉浮紧的，是卫强荣不弱，宜麻黄汤。其中尤其重要的是脉象，桂枝汤的主脉是浮弱，如果脉象浮弱，就是无汗也得用桂枝汤。麻黄汤的主脉是浮紧。如果要用麻黄汤，除了要有无汗这一症状外，脉象至少也得浮而不弱。一方的主脉，也就是另一方的禁忌脉。

2. 方剂随证灵活加减。例如桂枝汤的加减方就有：加厚朴、杏子，加附子，去芍药，去芍药加附子，加葛根等汤。就连葛根汤，也是桂枝汤加葛根、麻黄而成。又如大青龙汤、小青龙汤，都是麻黄汤的加减方。桂枝麻黄各半汤、桂枝二麻黄一汤、桂枝二越婢一汤，又都是二方合成的复方。所以只有灵活加减，才能适应各种特殊的情况。

3. 发汗应掌握先后缓急。例如表兼里实的，要先发汗后下，否则就有邪随下药而内陷的可能。表兼里虚里寒的，应先温补，后发汗，或温汗兼行，或补中寓汗。不然就会发汗伤阳，里虚更重，出现吐、利、腹胀满等变症。

4. 掌握禁忌证。发汗须有充足的津液，并由阳气来鼓舞。因此凡阴虚、血少、阳虚、里寒的患者，都忌发汗。必须发汗时，需要配入其他益阴或助阳的药物。

5. 熟悉汗解的几种可能。太阳病除了服药发汗以外，还有可能正气恢复，外邪自解。这能出现以下几种情况：

（1）不战不汗出而解者，这是邪衰正复，阴阳自和。

（2）不战而汗出解者，这是正气充实，邪衰不能与正气相争。

（3）郁冒汗出而解者，这是正气稍虚，邪又不重，所以汗出不甚顺利。

（4）战而汗出解者，这是正气本虚，驱邪吃力，所以发战。

（5）发狂而汗出解者，这是外邪较重，正气由虚转实，两不相容，所以出现狂汗。

后两种作汗形式激烈，得汗则生，不得汗则危。

第二节　阳明病串解

一、阳明和阳明病

阳而曰明，就是阳气极盛的意思，所以阳明也称盛阳。结合人体脏腑具体功能来说，唯有胃肠消化道能腐熟水谷，化生荣卫，热能最大，所以生理上的阳明，实际是指的胃家。

胃家，即整个消化道。它不但肩负着腐熟水谷的消化作用，而且也肩负着排泄粪便的传导作用。在健康情况下，热能正常，消化正常，传导也正常，便没有症状出现。但受邪后就不同了，盛阳感邪，其热愈炽，热炽于里，蒸发于外，就会身热、汗自出、不恶寒、反恶热。影响传导就必宿食、粪便留滞，形成"胃家实"。前者是阳明病的外证表现，后者是阳明病内在的实际情形。

二、阳明病的类型与治疗

阳明病因传导失职会形成里实，因邪热炽盛会形成里热，因此阳明病的特点就是既热且实。但是由于里实的程度不尽相同，里热的程度也不尽相同，这就使阳明病在临床上能表现为许多类型。其中最常见的可划分为两种：一是偏重于里实的，主要是宿食、粪便留滞在肠胃之中，腹满、便秘是主症，现在都习惯称之为腑证；一是偏重于里热的，主要是无形之热亢盛于躯壳之里，身热、自汗是主症，现在都习惯称之为经证。现分述如下。

（一）阳明腑证的分类与治疗

阳明腑证，就是《伤寒论》中所说的"胃家实"。它的形成，出现在以下几种情况：有在未病之先，就津液素亏，感邪后未经任何治疗，即大便不行的，叫作太阳阳明；有病后治疗不当，津液耗伤，以致大肠干燥，大便不行的，叫作少阳阳明；有里阳素盛，感邪后又与肠胃中宿食、粪便相结的，叫作正阳阳明。前二者是津亏里实，不是热；后者是热盛里实，关键是里实又加里热。由此可见。腑证的本身，又可因有热或无热、大实或小实，再次分为不同的类型。

1. 太阳阳明的证治　太阳阳明的形成，有两种情况：①其人津素亏，感邪后，津液的调节相形见绌，就导致肠道更形干燥，大便不行，此类患者，寸口脉必浮而兼芤。浮表示阳有余，芤表示阴不足，以有余之阳，消烁其不足之阴，津液内竭，大便即硬。②其人胃气素强。胃强就能化湿，小便必利。胃强则脾受其制约，不能摄持津液以滋润大肠，却任其下趋膀胱，大便就会硬而不行。此种患者，趺阳脉必浮而兼涩，浮即表示胃气亢进，涩即表示津液由小便丧失。

前者是脾无津液输布而穷约；后者是脾受胃的制约，有津液也不能输布。所以太阳阳明，也就是脾约证。

脾约证有一特点，即其人并无热邪内结，不过由于津液不继而便秘，所以即使多日不大便，也无所苦。当润肠通便，用麻子仁丸。

2. 少阳阳明的证治　少阳阳明，是指病人经过发汗或利小便等治疗以后，津液耗伤，肠道干燥，因而出现里实、内烦、大便难等阳明证而言。"少阳"是阳明腑证中的一个词，并不是专指少阳病误治后形成的阳明病。其兼内烦的，治法与正阳阳明相同。内无烦热，仅仅是排便困难的，可用导法——即灌肠法，促其排便。

少阳阳明大便难的形成，和脾约一样，都是由于津液不足，但是两者的病机不同。脾约证是津液素亏，少阳阳明的大便难是津液由耗伤而亏。津液素亏的，脉或芤或涩，而伤津的，只是暂时性津液不继，脉非但不芤不涩，而且也不浮。因此在症状上，二者同样是无所苦，但是脉芤脉涩的，必须用润肠药，不能等待其自欲大便，而后者则可待其自欲大便时，临时导而通之。

3. 正阳阳明的证治　正阳阳明，是宿食、燥粪与热邪相结。它不是无所苦，而是兼有腹满、腹痛、潮热、心烦、谵语等症。所以正阳阳明比脾约、大便难为重，也可以说是最典型的胃家实。

胃家实的同时，又兼有腹满、腹痛、潮热等症状，这说明不仅仅是内实，也是内热。这就不是单纯用润法或导法排出大便就能取效的，必须在通便的同时，又要泻热，才最为理想。这就必须改用攻下法。

下法是为肠胃中的实热开了一下出之路。但是由于热的程度不同，实的程度也不同，所以方剂也应有缓下、峻下的区别。调胃承气汤、小承气汤、大承气汤，就是根据这一情况制定出来的不同方剂。下面把三方的作用和适应证，概括起来介绍如下。

（1）调胃承气汤的运用　调胃承气汤，有芒硝涤热，大黄去滞，甘草和胃，无枳实、厚朴等气分药，是和胃缓泻剂，所以适用于里虽有热，但不甚实，虽有结滞，大便却不甚坚硬的患者。例如患者大便不算硬，但却心烦或谵语，说明是阳明有热，就应以本方和胃泄热。又如发汗后出现蒸蒸发热者，或用吐法后出现腹胀满者，一是里热外蒸，一是胃燥失降，但都不至于因汗法或吐法而致成大便硬，因此都当用本方。一以釜下抽薪，一以和胃降气。

（2）小承气汤的运用　小承气汤比调胃承气汤多枳、朴，无芒硝、甘草。其涤热之力，次于调胃承气汤和大承气汤，通便之力，优于调胃承气汤，加大用量，则接近于大承气汤，所以适用于里热不甚而大便已硬者。例如凡出现谵语或心烦，是阳明里热，同时又大便已硬者，用本方。又如宿食内结，心下烦躁、硬满，是结在胃而不在大肠，只可和胃，不可峻攻，也用本方。又如腹大满不通，本当用大承气汤，但其热未潮，或虽已潮热，而同时又有大承气汤的禁忌脉，如脉弱、脉滑而疾等，都应以小承气汤代之。

此外还有的在服大承气汤泻下之后，大便不久又硬的，但其量必少。这样就不需要大承气汤峻攻，亦可改用本方，消除未尽之邪。

（3）大承气汤的运用 大承气汤是小承气汤加重了枳实、厚朴的用量，以气药为君，又加芒硝。其煎法又是后入大黄，使其气锐行速。因此它是峻下剂，应用于里热较甚而又大满大实的患者。其具体运用，有通便泄热和攻下燥屎两个方面。

1）通便泄热：是在大便已经成硬，发热恶寒等表症已不存在，同时又兼见潮热、谵语、手足漐漐汗出，又无脉弱、脉滑疾和阴津欲竭等弱点的情况下用之。其中最主要的两个症状是潮热和大便硬，凡大便硬而热不潮，是小承气汤证，热已潮而大便不硬，是调胃承气汤证，都不能用大承气汤。

2）攻下燥屎：燥屎是由宿食逐渐煎熬、积存而形成的异常干硬的粪块。它不同于一般的大便硬，燥屎常滞留于肠道折叠处，或受阻于溃疡、瘢痕、憩室。大小多少不等，顽固难下，有时虽然腹泻，燥屎亦不下行，所以极易形成肠梗阻，是阳明病中极为严重的病变。燥屎在临床上常能出现这样一些情况：①患者丝毫不能进食，甚至嗅到臭味，即不能耐受，这是屎气上熏所致。②阵发性绕脐剧痛，这是肠欲传导而燥屎不动。③病人小便不利，大便乍难乍易。乍难时兼有喘促、昏冒、不能安卧等症状。其乍易是未结者旁流时出，不等于梗阻消失。其大便乍难，才是肠梗阻的真实情况。④燥屎内结，再兼有目睛不和，视觉昏花，是自身中毒；身热汗多，是即将脱水；发汗之后，腹更满更痛，是无水舟停。这些都是更为严重的急下证。

凡燥屎证，都顽固难下，攻燥屎，又多是为了抢救，因此不能像下硬便那样从容不迫，只要确诊是燥屎，即使不兼有潮热，也要用大承气汤。

（二）阳明经证的治疗

经证和腑证相比，腑证是有形之里实，经证是无形之里热。腑证可以直指为胃家实，而经证非但不能说成是胃家实，也不能局限为胃家热，而只能泛指为里热。由于里热外蒸，能表里俱热，所以在《伤寒论》中本来叫作三阳合病。但是表热来自里热，阳明主里，又是盛阳，因此后世注家把这一类型，叫作阳明经证，比起三阳合病这一名称，更为恰当。

阳明经证既然是里热炽盛，脉必洪大有力，或浮而滑大；里热外蒸，必表里俱热，身热汗出，热盛神昏，也能出现谵语，当用清法，宜选用白虎汤。有热炽伤津，口干舌燥，大渴欲饮的，当兼养津液，白虎加人参汤主之。

三、阳明中风和中寒

阳明经证和腑证，都是已经定型的阳明病。当经证和腑证尚未定型之前，又往往能有一段既不同于腑证，又不同于经证的发展过程。所以必具有阳明里证的初步症状，如口苦、咽干、腹满、微喘等，和表证的残留症状，如发热、恶寒、脉浮等。这一过程，是以化热化燥的面目发展着，属于阳邪，所以《伤寒论》中称之为阳明中风。

阳明中风，从一开始就以化热化燥的面目进行着，这就和能明显分出表里症状的并病不同，不能采取先汗后下法。也与一经为主，同时波及别经的合病不同，不能分清哪是主，哪是次。这就必须清里透表，表里兼顾。古方用栀子豉汤，近代用防风通圣散、三黄石膏汤之类。这实际属于后世温病的范畴。

兹举 201 条"阳明病，脉浮紧者，必潮热发作有时；但浮者，必盗汗出"为例，说明阳明中风的发展过程。

脉浮而紧，紧是敛束，是向内。进一步身热变为潮热，浮紧也必变为沉实。同时腹微满称为腹满，微喘至于"而喘"，口苦咽干演变为"渴"，就定型为腑证。脉但浮者，浮是向外，无汗变为盗汗，进一步变为自汗，身热变为大热，浮脉也必变为洪大，这就定型为经证。

阳明病在形成腑证或经证的过程中，其化热化燥的迟速，和最后所能达到的里实里热的程度，取决于患者胃阳本身的盛衰。胃阳素盛者，是直线向前转化，这就是前面所讲的阳明中风。有些胃阳不足的患者，就化热迟缓，化燥费力，其结果也是出现一些极不典型的症状。这些就叫阳明中寒。例如：①大便不能成硬，却溏硬混杂而成"固瘕"。②蒸不出汗来，却身痒如虫行皮中。③虽亦腹满，却燥气不足，湿气有余，热与湿合，欲作谷痞。④甚至胃寒生浊，食谷欲呕。⑤或阳气时盛时衰，水气时上时下。或呕而咳，或不呕不咳；时而手足厥、头痛，时而手足不厥、头不痛，也可能阳气积渐而盛，驱逐阴邪，狂汗而解。

以上诸证，都是胃阳素虚，燥气不足，并且有的已接近于太阴证，只是尚未出现吐利，所以仍算作阳明病。这些病不但忌清忌下，甚至应当温阳化湿，温胃祛寒。《伤寒论》之所以提出这样一些症状，目的是让人们认识到：无论哪一经症状，既有其有余的一方面，也要注意其不足的一方面，这样才能学得更好，但究其实际，这些应属于杂病的范畴。

四、阳明病的兼证、夹证、变证

阳明病除自发者外，都是由别经转属而来，因此多兼有他经的症状。又因患者或素有宿疾、某些脏器素有弱点，在里热的情况下，又能出现不同的夹证和变证。

（一）兼证

阳明病，从太阳病转属而来，能兼有恶寒、发热、身疼痛等太阳表证。古法还不会表里两解，都是先解表后攻里，有汗用桂枝汤，无汗用麻黄汤。

病由少阳转属阳明，少阳之邪未尽，兼有胁下痞硬的，用小柴胡汤先解少阳之邪，少阳解后，根据情况，再治阳明。痞硬不在胁下而在心下的，改用大柴胡汤。

（二）夹证

阳明主里热，太阴主里湿，湿郁热蒸，就构成了发黄的条件。所以发黄证，是阳明兼太阴，是里热夹湿证。

发黄的条件既然是热与湿合，所以它的病机必是无汗而同时又小便不利。因为如果有汗，则热有出路，小便自利，则湿有出路，有热无湿，或有湿无热，都不能发黄。只有既湿又热才可能发黄。

发黄仅凭湿热，还是不够的，要一定发起黄来，还必须湿热阻遏了胆汁的正常输泄，以致凌于脾，浸淫肌肉，溢于皮肤，才能发黄。这在《金匮要略·黄疸篇》中叫作"脾色必黄，瘀热以行"。又因胆液受到阻遏时，往往会出现心中懊憹或热痛这一症状，所以论中又说"心中懊憹者必发黄"。柯韵伯把发黄的这一病机，总结为"无汗、小便不利，是发黄之源，心中懊憹是发黄之兆"非常恰当。

发黄既然是湿热郁结后的变证，所以治疗原则就必须清热、利湿。但是重点不同，方剂就要有针对性：重点在于小便不利的，其腹必满，至少也是微满。里热重于表热，就会渴饮水浆，小便赤涩，或郁热上蒸，但头汗出，当利湿泄热，茵陈蒿汤主之。重点在于无汗的，腹满多不显著，亦不至于渴饮水浆，而身热则比较突出，当利湿散热，麻黄连翘赤小豆汤主之。又有介于二者之间，表里分不出主次的，当利湿清热，栀子柏皮汤主之。

又有里热夹湿，不影响胆汁的输泄，不懊憹，也不发黄，却脉浮、发热、渴欲饮水、小便赤涩不利、舌赤苔黄腻的，这是湿热充斥表里三焦。在这种情况下，退热不在发汗，而在利小便，当以猪苓汤主之。

（三） 变证

阳明的经脉，起于鼻，环口唇。所以在脉浮发热的同时，如果又有口干、鼻燥，或但欲漱水，不欲咽等症时，便说明是热在阳明的经络，在血分，不在气分，是将要出现鼻衄的特征，这是阳明病的变证。

治阳明之衄和治太阳之衄不同。太阳之衄，是由于表邪郁闭，解表就能止衄，所以应当发汗。而阳明之衄，是由于血热，凉血才能止衄。后世的犀角地黄汤，可以补足这一证治。

里热之在血分者，除能上行致衄外，还能影响子宫而前阴下血。子宫本名血室，所以热入血分，最容易影响子宫。子宫血热妄行，便会下血；热从血室随冲脉上冲，又能但头汗出，肝主藏血，凡血热上冲，肝脏必实，肝实又能谵语。这样就当针刺泻肝的募穴期门，使经络疏通，子宫之热能上行外散，就会溅然汗出而愈。

第三节　少阳病串解

一、少阳和少阳病

阳气敷布于体表以卫外，叫作太阳，盛于中焦以腐熟水谷叫作阳明。除此以外，也充斥于表里之间，流布于三焦上下，生发活动，对人体起着温煦长养的作用。阳气的这种作用，不亢不烈，便叫少阳，又称少火。由于生发活动，流通畅达，也称"游部"。

少阳取名"游部"，意思是要不郁不结。郁则化火，结则烦满痞硬，这就是少阳受邪后所必出现的两大病理特点。

二、少阳病的类型和治疗

少火既然有或郁或结的不同，那么郁和结的不同症状表现，也就自然而然地成了少阳病分类的依据。

少阳被郁，郁则化火。火性炎上，上寻出窍，其主症表现为口苦、咽干、目眩。少阳内结，结有部位。少阳的经脉走胁肋，结而不伸，就会胁下苦满或痞硬。少火被郁，是少阳气化之为病，是自发的，是典型的少阳病。邪结胁下，是少阳的经络之为病，多由太阳转属而来，《伤寒论》中不叫少阳病，却称之为"柴胡证"。现分别叙述如下：

（一）少火被郁

少火之所以被郁，是由于风寒外邪所致。风和寒的属性不同，因此在口苦咽干目眩的同时，也必各有不同的特点。风为阳邪，就会两耳如蝉声乱鸣，影响正常听觉，目赤、胸中满而烦。这是风热之邪，夹少阳本经之火循经上煽所致，这叫少阳中风。

寒为阴邪，就不会出现上述目赤烦满等症状，却能表现为头痛、发热、脉搏弦细，这叫少阳伤寒。少阳伤寒的头痛，并不兼有项强，其发热，既不像太阳病那样恶寒，也不像阳明病那样恶热。其脉细，也只是说，不如太阳之浮、阳明之大，而只是相对的为细，更不是少阴病的沉细，弦是指下端直有力，也接近于太阳伤寒的紧脉。这些就是少阳外感寒邪的特点。

无论少阳中风还是少阳伤寒，既然出现了口苦、咽干、目眩，就说明已经化火。虽然头痛发热，但脉象弦细而不浮，就不可发汗。若误用辛热的麻桂发汗，就会伤津化燥，导致胃不和而谵语，甚至出现心烦、心悸等变证。少阳中风的心中满而烦，也不是痰食等有形的实邪，所以也不可吐下。若误用吐下，则非但风火不能外出，反能挫伤胸阳，导致神虚火扰，出现悸而惊等变证。由于这些原因，治少阳病就有汗、吐、下三禁。

少阳病既然禁汗、禁吐、禁下，所以只有"火郁发之"才是正当的治法。小柴胡汤有柴胡以散郁，有黄芩以清火，是最理想的方剂。

（二）邪结胁下

胁下属于半表半里，也是少阳的经络所过之处。邪结胁下，一般是邪在太阳阶段，失于治疗，气血逐渐消耗，外邪乘虚而入所致。邪气结于此处，患者必胸胁苦满，甚或胁下痞硬。这就是邪气已经结的主要症状。邪气既结，少阳不能条达，郁于膻中，就会胸中烦满、默默不语。胁与胃相近，木火犯胃，就不欲饮食，且常常作呕。邪气结于胁下，说明正气已从太阳退居第二道防线。邪向内迫，就不发热而恶寒；蓄极而通，阳气向外，又发热而不恶寒，这样又能形成以恶寒开始，以发热告终，发作不定次数，也毫无规律的往来寒热。邪在胁下，不在表，发汗就不能解决问题；不在里，吐下也不能解决问题。仍当用小柴胡汤，以柴胡从半表之中，散邪于外；以黄芩从半里之中，清火于里。

三、少阳主方小柴胡汤的应用

从以上可以看出，无论少火被郁，或是邪结胁下，都需要用小柴胡汤，所以小柴胡汤就成了治少阳病的主方。也可以说只有会运用小柴胡汤，才会治少阳病。因此总结一下怎样运用小柴胡汤，还是必要的。

（一）"一证便是"

由于少火被郁，尤其是邪入半表半里，其可能出现的症状，有如上述之多，而这些症状又不一定同时都出现，因此运用小柴胡汤就有一条原则是"但见一证便是，不必悉俱"。"一证便是"什么？"便是"邪在半表半里，"便是"少火被郁。这样这个"一证"就必须是有分析的，因而也就有其局限性。兹列举几个"一证便是"的例子如下：

1. "呕而发热者，柴胡汤证具"。发热是邪连于表，呕是邪迫于里。在外感热病中，由表热逐渐发展而形成的发热而呕，舌上白苔者，就是外邪已入半表半里，迫近胃周围，就是柴胡证。

2. 往来寒热。

3. 胸胁苦满。

4. 热入血室。除了见于上述的邪结胁下之外，再举妇女外感病中的热入血室证为例，加以说明。

有的妇女，在患太阳中风期间，适遇行经，至七八日，却出现了如疟状的往来寒热，恰巧经水此时适断。

这就是太阳表热，乘经血下行、子宫空虚之际，下陷于血室之中，使未尽之经血结而不下，其往来寒热，就是血室之热欲外出而枢转不利的缘故。这就应当用小柴胡汤解热散结。

还有的妇女，在患太阳中风发热恶寒的同时，经水适来。到了七八日之后，表热逐渐消失，脉搏转迟，身体凉和，看似病已好转，但却出现了胸胁下满，如结胸状、谵语者，这也是表热随月经下行之际陷于血室之中。血室与肝有关，热从血室上实于肝经，所以才胸胁下满，如结胸状，可刺泻肝的募穴期门，随其热之所实处，就近而泻之。胸胁也是半表半里的部位，因此不善刺的，根据这一症状，也可以改用小柴胡汤。

此外也有的妇女患伤寒发热，本来不到月经期，却经水来潮。其人昼日明了，暮则谵语，胡说八道，这也是热入血室。其经水适来并不是正常月经，实际是子宫出血，颇有似于太阳病之衄。但这样热也就有了出路，不郁不结，就不出现柴胡证，也就可以热随血泻，不治自愈。

以上热入血室证的往来寒热和胸胁下满，都不是同时出现，也不需要别的柴胡证作旁证，就能够说明是邪在半表半里，就都用小柴胡汤，这就是"一证便是"。

热入血室，并不是少阳病，但是血室的部位，是在躯壳之里，肠胃之外，也属于半表半里，其所出现的症状，如寒热往来、胸胁苦满，又都是小柴胡汤的见症，因此就要用小柴胡汤。可见小柴胡汤不但能治少阳病，而且适用于少阳病之外的一切柴胡证，而这些柴胡证，有时是"但见一证便是"。

5. 伤寒脉弦细，头痛发热者，属少阳。指出头痛发热，是为了排除三阴伤寒，弦细是少阳独有的脉象，伤寒只要具备了弦细的脉象，就不必往来寒热，不必胸胁苦满，甚至也不必口苦咽干目眩，都当从少阳论治，予以小柴胡汤。因为在症状并不明显具备的情况下，脉象就是唯一的依据。如论中 148 条"脉细者此为阳微结"和下条所举少阳兼里虚证，"伤寒阳脉涩，阴脉弦"服小建中汤不瘥者，都用小柴胡汤，就是例子。

（二）药物随证加减

小柴胡汤的加减法，论中已经明白指出的有"若胸中烦而不呕者，去半夏、人参，加瓜蒌实一枚；若渴，去半夏加人参合前成四两半，瓜蒌根四两；若腹中痛者，去黄芩加芍药三两；若胁下痞硬者，去大枣加牡蛎四两；若心下悸、小便不利者，去黄芩加茯苓四两；若不渴、外有微热者，去人参加桂枝三两，温覆微汗愈；若咳者，去人参、大枣、生姜，加五味子半升、干姜二两。"除了这些以外，还有大柴胡汤、柴胡桂枝汤、柴胡桂枝干姜汤、柴胡加芒硝汤、柴胡加龙骨牡蛎汤……实际也是根据"但见一证便是"和"随证加减"这两大原则而变化出来的方剂。这些方剂下面再详加说明。

四、少阳病的兼证、夹证、变证

（一）兼证

1. 兼太阳 少阳的部位在半表，外与太阳相连，所以太阳病容易转属少阳，少阳病也往往兼有太阳未尽之邪。这样治疗时就得太少两解。譬如小柴胡汤的加减法中，"不渴，外有微热，去人参加桂枝"，就是兼治太阳未尽之邪。

太阳病向少阳病过渡，其残留之邪，如果不仅仅是微热，而是发热、恶寒、肢节疼痛的话，只加一味桂枝就不能解决问题，小柴胡汤必须与桂枝汤合用。论中的柴胡桂枝汤，就是半剂小柴胡汤，又加入半剂桂枝汤以治疗本证的复方。

2. 兼阳明　少阳的部位为半里，内与阳明相邻，所以少阳病未罢，又能兼见阳明证。

凡柴胡汤证，如果不是胁下痞硬，而是心下痞硬，或心下拘急，就是更偏于半里，更靠近阳明胃的周围。胃家受干扰，气不畅达，就常出现呕吐或下利等症。治以小柴胡汤，去人参、甘草之补，再加枳实、芍药以开心下的结气。如果还兼有大便秘结的话，就再加大黄，这就是主治少阳兼见阳明证的大柴胡汤。

还有，少阳病的胸胁满或呕吐还未消失，同时又出现潮热，其人大便黏溏不硬的，可先用小柴胡汤以治胸胁满或呕，然后以小剂量的小柴胡汤加入芒硝——即柴胡加芒硝汤，以荡涤阳明之热。

如果胸胁满而呕，其人不潮热，只是不大便的，这不是阳明实热，而是由于呕的关系，致使津液不能下达大肠，肠道干燥，因而大便不行，先不要管大便，仍与小柴胡汤，使胸胁不满，上焦得通，就可不呕。不呕就津液得下，大肠不燥，津液输布，就会溅然汗出，大便也可能正常了，即使还不大便的话，还可以少与调胃承气汤，令其"得屎而解"。

3. 兼里虚 小柴胡汤的作用，是枢转向外，所以也和发太阳之汗一样，必须里气充实。如果中焦太虚，荣卫不足，就得先补中，后枢转。譬如这样一个伤寒患者：阳脉涩、阴脉弦，腹中急痛。阳脉涩说明是荣卫不充实。荣卫既然不足，气血就不能畅行，所以才腹中急痛，可予以小建中汤，建补中焦，使荣卫的化源充足，阳脉就能不涩；气血畅达，腹痛也会痊愈。弦脉主痛，腹不痛了，阴脉一般也就不弦了。小建中汤本有补中寓汗的作用，轻度外感，服后不但腹痛可以消失，就连外感，也可能自汗而解了。但是也要估计到，弦脉也是少阳伤寒的脉象，腹痛也常是小柴胡汤的兼症，因此在服小建中汤之后，如果阳脉不涩，而伤寒未解，阴脉仍弦，就仍当用小柴胡汤。这就是"但见一证便是"，如果腹痛未止的，也应当随症加减，用小柴胡汤去黄芩加芍药。

（二）夹痰饮

小柴胡汤加减法中的小便不利、心下悸，去黄芩加茯苓，就是兼治水饮。此外又如 147 条，汗下后仍"胸胁满、微结、小便不利、渴而不呕、但头汗出、往来寒热、心烦"的，这些症状大多是少阳见症，但小便不利和渴，却是水饮内结，津液不布。这也是少阳病夹有痰饮。应当治少阳兼顾痰饮，用小柴胡汤加减：不呕，故去半夏；渴，加瓜蒌根以生津化痰；微结，也接近于痞硬，去大枣，加牡蛎；小便不利，是痰结，渗利已经不能解决问题，就不加茯苓，而加入干姜，同牡蛎辛咸合用，以宣化痰饮（既加干姜就不需生姜）；头汗出，是阳气郁闭太重，再加桂枝助柴胡以通阳解外。这就是治少阳病夹痰饮的柴胡桂枝干姜汤。

（三）变烦惊

前面所说的少阳中风，吐下后悸而惊，就是少阳病误下后，挫伤胸阳，火邪内扰所出现的变证。基于同样原因，如107条，伤寒八九日不解，郁极化火，出现口苦、咽干、目眩，或胸中满而烦时，不知用小柴胡汤去人参加瓜蒌实以发散郁火，兼驱胸中烦热，而反下之，就能导致胸满烦惊，并挫伤三焦通调水道和少阳枢转向外的功能，以致小便不利、谵语、一身尽重，不可转侧。这样就应以柴胡加龙骨牡蛎汤救治。

柴胡加龙骨牡蛎汤，是用小柴胡汤之半（凡治少火被郁的少阳病，柴胡汤的用量，都应当比邪结半表半里的少阳病轻些）。加桂枝助柴胡以枢转少阳；加茯苓以镇心，并利小便；加龙骨、牡蛎、铅丹，镇静收敛，以治烦惊；加大黄是泻余热以治惊。本证心下不悸，故不去黄芩，并用以清三焦之火。又因本证之胸满，是火邪，不是虚寒，所以又去炙甘草。

这一变证的施治，仍然是"但见一证便是"，方药随证加减。

第四节　太阴病串解

一、太阴和太阴病

人体之阴若从物质上来指实，就有津液、精气和荣血之分。津液来源于水谷。津液之精华，即具有营养价值者为精气。精气之更精专（精纯的意思）者，"行于经隧，以奉生身，莫贵于此"为荣血，因此阴有三阴，三阴的多少和对人体的重要性，也有差别。

太阴的意思是盛阴，亦即最多的阴，自然是指的津液了。津液的吸取与输送，与脾和肺的关系最为密切。脾与胃有膜相连，主为胃行其津液。《素问·经脉别论》就说："饮入于胃，游溢精气，上输于脾。脾气散精，上归于肺，通调水道，下输膀胱。"又说："食气入胃，浊气归心，淫精于肺。脉气流经，经气归于肺，肺朝百脉，输精于皮毛，毛脉合精，行气于府，府精神明，留于四脏。"因此，若把太阴结合到脏腑的功能来说，就是指脾肺而言。

由于脾气散精、肺气流经，津液被利用，人就健康无病。反之，如果脾肺因虚寒而失职，尤其是脾气散精的功能失职，不能为胃行其津液，肠胃的水谷就会留滞为湿，形成"腹满而吐、食不下、自利益甚、时腹自痛"等寒湿内盛的症状，这就是典型的太阴病。

太阴病的病理既然是寒湿，就和阳明病的燥热相反。二者虽然都有腹满症，但是阳明病的腹满属实，不吐不利，而太阴病的腹满属虚，自吐自利，而且越吐利越虚寒，腹满也越重。阳明病口渴，太阴病不渴。可见太阴病是阳明病的反面。即：实则阳明，虚则太阴；热则阳明，寒则太阴；燥气有余，湿气不足，便是阳明病；湿气有余，燥气不足，就是太阴病。二者是一个事物的两个方面，所以二经相表里。

二、太阴病的成因与证治

凡在外感病中出现太阴病，患者必然是先有里寒里湿的因素，因此在出现太阴病的吐、利之先，就会有一些外感夹内湿的特殊证候。如"伤寒脉浮而缓、手足自温"就是：脉浮缓，是浮而怠缓，是表证夹有里湿的脉象。手足不热而温，是脾阳不足的表现，这仅胜于手足寒。这样就具备了向太阴里寒变化的征兆，中医术语叫作"伤寒系在太阴"，也就是太阴伤寒。

也有脉象浮而兼涩，四肢烦痛的，烦痛是风湿相搏的表现，不是身体烦痛，而是四肢烦痛，这是湿的重点在脾，而且夹有风邪的缘故。这对比前者为阳邪，所以叫太阴中风。

无论是太阴伤寒，还是太阴中风，只要尚未出现吐利，脉象还浮，便是邪尚在表，就应当发汗。不过里阳不盛，脉搏又不是浮紧，便不可峻汗，只宜用桂枝汤微发其汗，发汗之后，不但表邪解了，而且也避免了外邪引起太阴吐利的出现，这实际也是"治未病"的预防措施。

伤寒系在太阴，或太阴中风，这仅仅是太阴病初期的暂时现象。其人既然平素就脾阳虚、内湿盛，所以除了脉浮缓、浮涩、手足自温或四肢烦痛以外，还必兼有小便不利、大便不实。因此若初期失治，便可能有以下几种后果：①小便不利，表邪外闭，湿气内郁，转成发黄证。②里阳渐盛，化湿有权，小便渐利，七八日后，由湿化燥，大便成硬，由太阴而出阳明。③里阳渐盛，驱湿有权，其湿不从小便而出，竟暴烦下利，日十余行。这是脾气充实，正与邪争，正气驱邪，腐秽自去的缘故。泻后湿去人安，病即自愈。④太阴中风，阳脉若由浮转微，是风邪已去；阴脉虽涩，却应指迢长，这是脾气恢复，行将化湿，为欲愈之候。⑤若里阳继续衰退，既不能祛湿，又不能化湿，又不转成发黄，那么内湿只有下趋作利的一条途径了。所以论中说"伤寒四五日，腹中痛，若转气下趋少腹者，此自欲利也"，这就形成了正式的太阴病。

太阴病除了下利以外，还会有呕吐、腹满、腹痛等症。不管这些症状是存在还是不存在，只要是"自利不渴"就已能够说明是太阴脾家虚寒，就应当温中祛寒，健脾化湿。理中、四逆辈，都是对证的方剂。

三、误治所促成的太阴病的证治

把以上所述做一概括，可见太阴病包括了腹满、腹痛、吐、利等一系列症状。其宿因，是素秉寒湿；其诱因，是感受外邪；其病理是脾虚脾寒。然而泛论一下太阴病，这些症状，有时只出现其中之一，而不必悉具。其成因有的出于误治，而不是素秉寒湿；其病理，有的是脾实，而不是脾虚寒。因此除了以上所说的典型的太阴病之外，还需要介绍一下另外一些常见的太阴病，这在《伤寒论》中就有：

29条"伤寒脉浮，自汗出，小便数，心烦，微恶寒，脚挛急，反与桂枝汤欲攻其表，此误也。得之便厥、咽中干、烦躁、吐逆者，作甘草干姜汤与之，以复其阳……"这是误汗伤脾阳，出现厥和吐逆的太阴病，故用甘草干姜汤温中回阳。

76条"发汗后，水药不得入口为逆，若更发汗，必吐下不止。"这与上条病因病理基本相同，轻的用甘草干姜汤，重的用四逆汤。

91条"伤寒医下之，续得下利清谷不止，身疼痛者，急当救里；后身疼痛，清便自调者，急当救表。救里宜四逆汤，救表宜桂枝汤。"救里，就是救的太阴。

66条"发汗后，腹胀满者，厚朴生姜半夏甘草人参汤主之。"这是汗伤脾阳，太阴气滞，腹胀满为主症。所以用厚朴生姜半夏甘草人参汤健脾导滞。

279条"本太阳病，医反下之，因而腹满时痛者，属太阴也，桂枝加芍药汤主之；大实痛者，桂枝加大黄汤主之。"这是太阳病误下，气血内陷，致使脾络郁滞不通所致。气血凝滞在腹内肠外的脉络，是全腹部弥漫性疼痛，不局限在脐周围，按之也绝无硬块。轻的由于脾络时通时阻，痛亦时作时止；重的则能持续作痛，痛而拒按。前者可用桂枝加芍药汤，以桂枝汤和荣卫，倍芍药以破阴结、通脾络；后者因芍药破结之力太轻，再加入少量的大黄，即桂枝加大黄汤，以破血行郁。

以上这些，或表现为厥，或表现为吐，或表现为利，或表现为腹胀满，或表现为腹满痛，有的是气滞，有的是血滞，有的属虚，有的属实。但是病机都在于脾，这都是太阴病。

第五节　少阴病串解

一、少阴和少阴病

少阴，是阴气较少的意思。人体内有营养成分的精气，来源于津液，而又少于津液。所以在医学上就把津液和与津液活动有关的脾和肺，属于太阴；而把精气和与精气有关的心和肾，属之于少阴。

精气从形迹上来说，属于水，水是藏于肾的。精气又是热能的物质基础，通过心可以转化为热能。热能从性质上来说，属于火，而火又是心之所主。因此少阴就代表了心、肾，而且水中有火，具有水火二气的妙用，对于人体的健康来说，起着极为重要的作用。

水火二气之所以重要，一方面是因为二者能相辅相成，另一方面也因为其相互之间的相制相约。在正常情况下，精气支援心脏，转化为热能，心脏发挥其热能，反过来又促进肾脏对于精气的吸取、储藏与转化，这就是相辅相成。相辅相成，生生不息，人也就体魄健壮，精神饱满，健康无病。另一方面，肾水上承，能使心脏热而不亢，心火下交，能使肾水行而不泛，这就是相制相约。相辅相成，促进了健康的发展，相制相约，又避免了病态的出现。这在医学上叫作"心肾相交""水火既济"。

反之，如果水火两虚，不相促进，精不足，热能也不足，就会体力疲惫不堪，精神萎靡不振，这叫心肾两虚。或者肾水独虚，不能上济，心火就会鸱张无制，以致心烦不眠，若心火独虚，不能下交，又会水邪泛滥，出现吐利、厥冷等症。这些就叫作"火水未济""心肾不交"，都是少阴的病态。

凡少阴病，都是里病。但是少阴的精气与热能——即水与火，不但在体内起到作用，而且也支援了体表之阳，就像《素问·生气通天论》所说的那样：阴藏精而起亟，阳才能卫外而为固。所以少阴水火不虚，则太阳之阳必盛，心肾两虚，则太阳之阳必衰。可见体表和体内，是不可分割的一个整体，少阴其实是太阳的底面。健康时，热能活动在体表，就是太阳，活动在体内，就是少阴；受邪后，热能充实，反应为表热，就叫太阳病，热能不足，反应为里虚，就叫少阴病。太阳和少阴，是一个事物的两个方面，所以二经相表里。

二、少阴病的类型与证治

如上所述，少阴病的病情，既然有水火两虚和水虚或火虚的不同，因而其症状表现和治则也就不同。另外，少阴病也是由外感所引起，所以也往往会有一段表证期。因此，下面分为表证、水火两虚证、火虚证、水虚证四种类型来叙述。

（一）少阴表证

少阴表证，实际是少阴里证的前驱期。由于少阴病都是虚在太阳的底面，所以其前驱期也一般的只是恶寒而发不起热来。不过少阴病也是外邪所引起，外邪总是会郁闭肤表之阳的——即使是很不充实的阳也罢，所以也可能出现较轻微的发热。不过这种热，由于没有少阴水火的充分支援，就不但是热的程度较轻，就是发热的时间也不可能持久，同时，脉搏也必浮不起来而出现沉脉。这就是少阴表证的特点。

"上工治未病"。当已经出现了少阴病的前期征兆时，就应当及时救治，以预防其发展为里证。无热恶寒、脉沉的，急温之，宜四逆汤。发热、脉沉的，当发汗兼温经。初得时，可用麻黄附子细辛汤。若延至二三日，其热必更轻，但只要还未出现里证，就仍当发汗，可改用麻黄附子甘草汤微发其汗。

（二）水火两虚证

少阴病的前驱期失治，就会出现里证。其中水火两虚证，就是最典型的少阴病。

水火两虚，就是精气和热能两不足，患者必体力疲惫、精神萎靡、恶寒蜷卧、表情淡漠。脉搏也会由于精气不足，不能充实而脉管细小，热能不够，心脏搏动无力而弹力微弱。论中说"少阴之为病，脉微细，但欲寐也"，就是这种严重病情的简要描述。

水火两虚尤其明显地表现在患者脉微和"自利而渴"上。脉微、自利，就是火虚，渴就是精虚。因为这种渴，不是有热，而是精虚饮水自救，所以只欲热饮，饮亦不多，而且小便清白不赤。

水火两虚到了自利、脉微、饮水自救的程度，是够严重了。根据阳生阴才能长的道理，急当温肾通阳，予以白通汤，方以附子暖下焦，干姜温中焦，葱白温通上下内外，疏通水火升降，下焦有了热能，就会蒸发阴精腾达，水火相交，使病情脱离险境。

本证有寒凝过重，服白通汤反格拒不能吸收，出现厥逆、无脉、干呕、心烦的，可于方中加入猪胆汁、人尿以开格拒。

除了上述情况外，还有久病久利，出现脉微涩、呕而汗出、屡屡如厕而所下甚少的，也是到了水火两虚的程度。火虚就下利、脉微，水虚就脉涩、所下甚少，屡屡如厕，又呕而汗出，阴阳已有离决之势。这样的危证，虽宜温通，但脉象已涩，阴精将竭，就不宜再用燥烈伤阴的干姜、附子，可改用温灸升阳法：温其上，灸百会。

以上的水火两虚证，都是阴阳将竭的危证，必须随时观察，麻痹不得。

（三）火虚证

火虚证和水火两虚证，都是少阴里寒证。不过水火两虚证，已涉及肾精根本告竭，脉微细或微涩，病情严重。而火虚证只是心火不足，肾水尚有回旋的余地，所以是下利不渴，脉多沉迟、沉紧，而不是微细、微涩，这实际是太阴病的进一步发展。太阴里寒证和少阴火虚证，二者之间没有本质上的差别，其区别就在于：虚寒还局限在消化道局部时，就叫太阴病；当虚寒发展为全身性症状，如手足厥逆、恶寒蜷卧时，就算少阴病。所以这样的少阴病，仍可采用太阴里寒诸方。譬如四逆汤吧，方中的炙甘草、干姜温太阴，附子才兼温少阴。

四逆汤的作用，主要是温太阴，因此用来治少阴病，就有它的局限性。譬如火虚的程度，已出现全身性症状，而且又较为严重的时候，就嫌病重药轻，必须改用通脉四逆汤。这些全身性的严重症状有：一是脉微欲绝，二是四肢厥逆反周身汗出；三是格阳外热，身反不恶寒。这些症状，只要出现其中之一，就表示阳气即将澌灭，或即将脱散，就必须改用通脉四逆汤——即四逆汤倍干姜，并加大附子的用量，以急追亡阳。

火虚证既然与太阴里虚证没有本质上的区别，所以少阴火虚就能兼有脾虚夹湿，甚至土不制水，形成水气等症状。这样，在温肾的同时，又当健脾以化湿、制水。譬如"少阴病，口中和，背恶寒者"是阳虚湿停，湿遏胸阳，所以背恶寒。又如"少阴病，身体痛，手足寒，骨节痛，脉沉者"也是肾阳虚兼脾湿。手足寒、脉沉，是阳虚；身体痛、骨节痛，就是气血被寒湿所阻。二者都当治以附子汤。方以参、附补阳，苓、术化湿，加芍药是为了化湿而不伤阴。为了迅速开通胸阳，前者还可于背部膈俞穴加以灸法。

脾肾阳虚过重，不但能形成湿，而且还能形成水气。水气和湿气的区别是：有呕吐、下利、小便不利等症状的就叫水气，没有这些症状的就叫湿，二者也是程度上的不同，没有本质上的差别。因此，治疗上也和附子汤

221

一样，都用附子、苓、术和芍药，所不同的是，治疗水气不用人参之补，却加生姜散水，方名也取镇水之意，改称真武汤了。

（四）水虚证

水虚证是少阴病的变型，是水虚火不虚，所以脉象不是微细、沉迟、沉紧，而是沉细而数。由于是水不上承，心火独炽，所以舌赤少苔、心中烦、不得卧。当补水泻火，以黄连阿胶汤主之，方以苓、连泻心火，阿胶、白芍、鸡子黄填精补水。水虚证在《伤寒论》中属于少阴中风，旧注认为是阳邪从心火而化热，所以称为少阴热化证，而把以上的水火两虚证和火虚证，称为少阴寒化证，认为是阴邪从肾水而化寒。只讲从化，不讲水火的制约关系，说服力不大。

三、少阴的经络病及其他

手少阴心的经络上夹咽，足少阴肾的经络循喉咙，所以邪中少阴的经络能出现咽痛。

咽痛应根据其红肿疼痛的程度，采用不同的方剂。"二三日，咽痛者"最轻，可与甘草汤清火解毒。"不瘥者"必已兼肿，予以桔梗汤。若"咽中伤、生疮、不能语言、声不出者"，予以苦酒汤，清润收敛，兼祛痰涎。若红肿闭塞，病情严重的，用半夏散及汤，消痰开结。

以上这些咽痛，并不伴有少阴里证，所以旧注称为客邪中于少阴经络。此外，又有不是客邪，而是由于下利，导致津液下脱，虚热循经上逆的。足少阴脉，循喉咙，夹舌本，其支者，从肺出络心，注胸中。所以虚热上逆，能出现咽痛、胸满、心烦诸症。既然是虚热，就禁用芩、连、栀、柏等苦寒伤阳、苦燥伤阴的药物，当以凉润善补的猪肤汤主之。

少阴的经脉络小肠，寒湿如果郁滞在小肠，又能出现下利带血和白冻似脓的症状。当固肠燥湿，予以桃花汤。由于病灶在少阴的经络，所以也可以用针刺的方法，以泻经络之邪。

以上的咽痛、便脓血，虽然不是心肾水火本身的关系，但都与少阴的经络有关，所以也都是少阴病，却出现了一些吐利厥冷等少阴症状的，应当通过现象看本质，不要滥用回阳补水诸方。譬如：寒浊阻塞胸膈、吐利厥冷、烦躁欲死的，是吴茱萸汤证。阳被湿郁，四逆、腹痛、泄利下重的，是四逆散证。燥屎内结，口燥、咽干、自利清水、腹胀不大便的，是大承气汤证。痰结胸中，手足寒，脉弦迟，温温欲吐，复不能吐的，是瓜蒂散证。湿热内扰，下利、咳而呕、渴、心烦不得眠的，是猪苓汤证。这些都不是真正的少阴病。

第六节　厥阴病串解

一、厥阴和厥阴病

厥阴又称一阴，意思是三阴中的最后，其阴气于三阴中为最少，因此《素问·至真要大论》称为"两阴交尽"，就是一阳初生之时。因此《素问·阴阳类论》说"一阴至绝，作朔晦"。由晦到朔，这很形象地刻画出厥阴是阴阳的转折点，涵有阴尽阳生、阴中有阳的含义。

把阴中有阳结合到人体，最适合于说明肝和心包二脏。因为肝和心包，都藏相火，正是阴中有阳。阴中之阳，贵在敷布，贵在条达，尤其贵在生生不息。心包能敷布，肝气能条达，同时又生生不息，此阳即为生气勃勃之少阳。反之，如果不能敷布，不能条达，此阳就会内郁而成邪火，出现气上撞心、心中痛热的上热下寒证。另一方面，此阳既郁，就只能向内，不易向外。还有的，阳虽然不郁，却只消不长，不能生生不息，这又都会出现手足厥冷或厥热往来，上热下寒和厥热往来，既属于肝和心包的病理状态，又都可以用阴中有阳或阴尽阳生来说明，所以都是厥阴病的特征。

在正常的健康情况下，阴和阳总是互为消长、互为进退的，这说明人体内的阴和阳，从来也没有绝对的平衡，而是在不断地进行调整，使之达到相对的平衡。相对的平衡了，人也就不出现症状。这种调整的活动，在医学上归纳为厥阴和少阳的作用。譬如按阴尽阳生这一转化过程来说吧，阴尽之前，还属厥阴；阳生之后，就属少阳。又如按阴阳消、长、进、退的现象说吧，消属于厥阴，长就属于少阳；阳气进而向内，属于厥阴，退而向外，就属于少阳。在病情表现方面，同样也是如此：上热下寒，厥热往来，重点在内，就属于厥阴病；胸胁苦满，寒热往来，重点在外，就属于少阳病。因此可知，厥阴病和少阳病，都是相火病，只是表现的形式不同罢了。临床上常见到：少阳病进，就成为厥阴病；厥阴病退，也可能转化成少阳病。从病理现象，推知生理现象，都说明厥阴和少阳，是一个事物的两种不同的表现，所以二经相表里。

二、厥阴病的类型和治疗

厥阴之脏既然是肝与心包，所以肝或心包病的各种不同症状，就是厥阴病的不同类型。《灵枢·经脉》篇云："心包主脉所生病者，烦心，心痛。"又说："是主肝所生病者，胸满、呕逆、飧泄。"现根据这些症状，把厥阴病分为以下几个类型。

（一）消渴、心中疼热

"厥阴之为病，消渴，气上撞心，心中疼热，饥而不欲食，食则吐蛔，下之利不止。"

这是典型的厥阴病，是上热下寒证。心包不能敷布心火，风煽火炽，独盛于上，所以心中痛热，焦灼挛急。厥阴之阴，本来就少，又被火灼，所以舌红少苔，渴思饮水，随饮随消，形成消渴。水虚不能涵木，肝气又因风而动，必气上撞心，凌胃克脾，饥而不欲食，食则呕吐。火炽于上而不下达，肝气又上逆，所以膈上虽然有热，而膈下已隐伏着无形之寒，患者如有蛔虫，就可能趋向膈上，随吐而出。这一系列症状，实际包括了肝的所生病和心包主脉所生病，所以是典型的厥阴病。

本证的心中痛热，是阴虚火炽，不是实热，所以禁用下法。如果误用了下法，必上热不除，下寒又起，以致泄利不止。本证的适应方剂是乌梅丸。乌梅之酸能补肝体，生津止消渴；细辛、桂枝之辛疏肝用，兼散外邪；

225

连、柏清膈上已现之热；椒、姜温膈下隐伏之寒；人参益气、安五脏；当归益血、养肝阴。使热清寒解，肝气条达，心包敷布，诸症自然消失。

本证当相火内郁时，其脉必不浮。如果脉象微浮，便是风火有出表之意，不治亦可自愈；不浮，就仍是未愈。本证呈现出风煽火炽之象，所以论中所说的厥阴中风，当是指本条而言。

（二）热利下重

"热利下重者，白头翁汤主之。""下利欲饮水者，以有热故也，白头翁汤主之。"

这是热邪中于肝经，肝气不能疏泄，夹胆气下迫大肠所致。以白头翁汤清肝胆之火，止湿热之利。

（三）干呕、吐涎沫

"干呕、吐涎沫，头痛者，吴茱萸汤主之。"

这是寒邪中于肝经，不能化热，肝气夹寒邪上逆而成，肝脉与督脉会于颠顶，所以寒邪又能冲头作痛。当温肝降浊，吴茱萸汤主之。

（四）胸胁烦满、默默不欲食

"伤寒热少、厥微、指头寒、默默不欲食、烦躁。数日，小便利色白者，此热除也，欲得食，其病为愈。若厥而呕，胸胁烦满者，其后必便血。"

这段说明厥热进退。指头寒，是热微厥亦微。厥是要变化的，若于数日之后，小便清利色白、思食，则热除，厥必自退而愈。若数日之后热不除，指头寒发展为手足厥，心烦发展烦而且躁，不能食发展为呕吐，发展

226

为胸胁烦满，就是热深厥亦深，须用下法，如大柴胡汤之类。失治就有热盛灼阴，出现便脓血的可能。

以上四条说明：厥阴病有风煽火炽的，也有风中夹寒的。特点是上热下寒或厥热往来。症状多表现为胸满、呕逆、飧泻、烦心、心痛。尤其值得注意的是：厥阴病中的消渴症，绝不见于太阴病和少阴病，便血一症，也仅见于少阴病移热膀胱，而在厥阴病中，便脓血、吐痈脓，却屡见不鲜。为什么？这是因为，三阴虽然同出一源，但太阴是盛阴，主津液，故自利不渴；少阴之阴较少，主精气，精液不足，虽然也能出现渴，但绝不至于消渴。只有厥阴之阴主荣血，是精微中之精微，少而尤少，所以病至厥阴，就不仅是渴，而且消渴，且常出现化痈脓、便脓血这样的变证。

三、伤寒上热下寒诸证和治法

以上所说的上热下寒和厥热往来，都是厥阴病的特点，但是这两个特点，绝不限于厥阴病本身，在好多情况下都能出现。这里把伤寒病中不属于厥阴病的上热下寒诸证，列举于下，以便互相启发，互相印证。

（一）蛔厥

手足逆冷并呕吐蛔虫的，叫作蛔厥。古人认为，蛔虫上行入膈，是避寒就温；蛔上入膈，又常使人心烦；乌梅丸中寒热药并用，治蛔厥效果又很好，所以认为蛔厥就是上热下寒证。实际是乌梅丸不仅适用于上热下寒证，还有安蛔的作用，近来常用以治胆道蛔虫症，就是证明，但在上热下寒的患者，如果又经常吐蛔，或虫入胆道的话，用乌梅丸就更为理想。

（二）久利

下利不一定是上热下寒证，但是久利不止就有可能使津脱于下，热炽于上，促成上热下寒。乌梅丸能清上温下，坚阴止利，散寒通阳，最适用于久利所导致的上热下寒证。

（三）寒格

本证和下面的泄利唾脓血，都是治疗不当而促成的上热下寒证。寒格，是内寒格拒，食不得入的意思。如359条"伤寒本自寒下，医吐下之，寒格，更逆吐下。若食入口即吐，干姜黄芩黄连人参汤主之"。干姜黄芩黄连人参汤，就是清上温下的方剂。

（四）泄利、唾脓血

357条："伤寒六七日，大下后，寸脉沉而迟，手足厥逆，下部脉不至，喉咽不利，唾脓血，泄利不止者，为难治，麻黄升麻汤主之。"

大下后出现手足厥逆、泄利不止，就是下寒。喉咽不利、唾脓血，就是上热，麻黄升麻汤，除麻、桂通阳，归、芍、葳蕤养阴和血之外，更以知母、黄芩、天冬、石膏协同升麻清上热，以治喉痹肿痛；干姜协同茯苓、白术温下寒、补脾土，以治泄利不止。

除了上述几例外，还有173条："伤寒胸中有热，胃中有邪气，腹中痛，欲呕吐者，黄连汤主之。"这也是上热下寒证。方以干姜温腹中之寒，黄连清胸中之热，并以桂枝解表，半夏止吐，参、草、大枣扶正祛邪。本证虽然也是上热下寒证，但只是腹中痛，未出现飧泄，欲呕吐，不是呕逆，并且也没有与厥阴病相对比的价值，所以未收入厥阴篇。

四、诸厥及厥热往来

厥和厥热往来，也和上热下寒证一样，常见于厥阴病，却不一定是厥阴病。

这里重温一下厥和厥热往来的病因和病理，是必要的。前已说过，厥阴是阴阳的转折点，转折点也就是顺接点，因为在逝者为转折，在来者就是顺接。阴阳的顺接，系指其不断地消、长、出、入而言。譬如两阴交尽，接着一阳又生，或者阳入于里，接着又能出于外，消而又长，能内能外，便是阴阳气相顺接，就不厥。反之，若寒邪深重，阳气消而不长，或者热邪内结，阳气内而不外，便是阴阳气不相顺接。阴阳气不相顺接，就要手足厥冷，就叫作"厥"。

厥的病理，既然有热结于里，阳气内而不外的，又有寒邪深重，阳气消而不长的，所以就有热厥和寒厥之分。下面把一些不是厥阴病，但也有胸满、呕逆、烦心、飧泻这类的症状，并且也能出现厥和厥热往来的，分为热厥和寒厥两类加以介绍。

（一）热厥的证治

热厥既然是热邪深入，阳气结聚，所以热深厥也深，热微厥也微，有的仅仅是指头寒。若热邪向外，又能手足转热，形成厥热往来。热厥的特点是手足虽冷，而体温却高，即使热深厥深时，心窝部也较正常为热，并且常有舌绛红、苔燥、小便赤涩、大便秘结等里热症状。热厥的治则是或清或下，忌发汗。如果发汗，不但不能退热，反更伤其阴，或迫使热邪上窜，出现口伤烂赤。

伤寒常见的热厥有：①伤寒，脉滑而厥的，是里有热，宜白虎汤清之。②病者手足厥冷，脉乍紧，心中满而烦，饥而不能食，是痰结在胸中，当须吐之，宜瓜蒂散。③下利后更烦，按之心下软者，为虚烦，宜栀子豉汤。④下利、谵语、腹满，是热结旁流，宜小承气汤下之。

以上诸证，热深时厥亦深，热微时厥亦微，热邪向外，又能不厥。既然是热邪在里，就当以里证为主，只要里证存在，厥深时用这样的方剂，厥回时也用这样的方剂。上面的栀子豉汤和小承气汤两例，原文都未提到厥，不是不能出现厥，是因为在治疗上，厥进时和厥退时没有差别，所以就没有提出的必要。

（二）寒厥的证治

寒厥是阴寒极重，阳气大衰所致。寒重的厥也重，寒轻的厥也轻，阴极阳生，又能不厥。阳回太过，还会手足发热，以致伤阴灼血，出现化痈脓、便脓血等变证。

寒厥多与下利并见。寒盛时，厥而下利、不能食；阳回时，厥退、利止、能食。寒厥的体温，必低于正常，不渴、小便清，常恶寒踡卧。治疗原则与热厥相反，应温忌下，治同虚家。

兹将《厥阴篇》中虚寒诸厥，综合介绍如下：

1. 血虚、表寒及里寒诸厥

（1）手足厥寒，脉细欲绝，是血虚表寒，当益血通阳，当归四逆汤主之。若其人内有久寒，例如冷结在膀胱、关元，小腹满，按之痛者，宜当归四逆加吴茱萸生姜汤主之。

（2）手足厥寒，不是脉细欲绝，而是脉促，这是阳虚表寒，可灸之。

（3）腹濡、脉虚复厥者，此亦血虚表寒，当归四逆汤可以酌用。

2. 水饮及呕秽诸厥

厥而心下悸者，宜先治水，当服茯苓甘草汤。水去阳通，厥即当回，厥不回，再治厥。有因大吐大下之后，胃中虚冷，复与之水，因致哕的，注家们主张用理中汤加丁香、柿蒂主之。呕而脉弱，小便复利，身有微热见厥的，阴阳有分驰之势，应以回阳为主，四逆汤主之。

3. 厥而下利

是阴寒极盛。但是人的元气，有最后挣扎搏斗的力量，所以也有可能阴尽阳生，厥退利止。不过阳气最后的挣扎，已极勉强，病情极不稳定，也可能热退厥进，又复下利。因此，对于寒利的诊断和治疗，可综合为以下三个方面。

（1）厥利并见时就是少阴病，当温里回阳。四逆汤、通脉四逆汤、四逆加人参汤等，都可选用。

（2）厥退热回时是阴尽阳生，但病情尚不稳定，当结合脉症观察：

1）微热、微渴或微似有汗，为阳回，必利止而自愈。

2）脉数者，是阳回太过，利亦当止。但在久利伤阴的情况下，阳回太过容易伤阴灼血，所以利虽止，却出现咽痛的，是热邪上窜，必喉痹。

3）若脉数而利仍不止，咽又不痛，是热邪下窜入肠，必便脓血。便脓血者，其喉不痹。下利，寸脉反浮数，尺中自涩者，必便脓血。脉沉弦者，必下重；脉大者，为未止；脉微弱数者，为欲自止。

（3）厥回无望者，死。如手足厥冷，治之仍不温者；下利无脉，灸之，脉仍不还者；阳气脱散，汗出不止者；下利日十余行，真脏脉见，脉反实者；躁而不得卧者；以及脾胃极寒而反能食的除中证等。这些，过去都认为是必死之证。就是现在，见到这些症状，也要特别注意，麻痹不得。

总而言之，凡伤寒病至最后阶段，观察其厥热进退，在没有现代化诊断仪器的情况下，是有重要意义的。临床经验证明：厥热平者必自愈。厥少热多者，当愈，但也有热太过而化脓痈、便脓血的可能。厥多热少者是病情加重。但厥无热者病危。

以上诸厥，虽然并不都是厥阴病，但病已到了最后阶段，伤阴又到了伤血的程度，都有"两阴交尽"之意。所以收在厥阴篇里最为理想。

附编　伤寒方古为今用

应该怎样学习《伤寒论》，前面虽然讲了不少，但这只是讲了一半，而且是不重要的一半，其真正重要的一半，则在于如何灵活地运用于临床。因此，本编再介绍一些临床运用《伤寒论》理法方药的医案，以作启发。

这些医案，是根据以下几条标准选择的：

1. 尽量采取新医案。凡以前文献中记载过的，杂志刊物报道过的，让读者自己去检阅，本编一般不录用。

2. 医案必须是有启发性的。凡用伤寒方所治疗的症状，正好和《伤寒论》中各该方所主治的症状相同，譬如用麻黄汤治了个太阳伤寒，用桂枝汤治了个太阳中风，没有突出的特点，没有启发的价值，这样的医案不录。只有汤症虽然在《伤寒论》中讲过，但这些症状是容易被人所误诊、所忽视的，才要采入本编。

3. 必须能突出地说明是伤寒方的功效的。因此，凡中西药用得太杂，这样的医案不录。用药虽然不杂，但所用的伤寒方，药物加减太多，失去原方的意义，对原方的功效说服力不大的，一概不录。

4. 必须突出用伤寒方的灵活性。因为本编医案的选择，不是为了介绍什么方能治什么病，而是让人们通过医案的学习，能由此及彼，举一反三，在临床上能有新的发现，做出新的成绩。如果真能达到这一点的话，即使医案在某些方面不够完整，也要尽量收入本编。

一、五苓散治验

（一）尿崩（李克绍医案）

王军，男，7岁，茌平县人。于1975年7月12日，来省中医院门诊。

患儿多饮多尿，在当地医院曾检查尿比重为1.007，疑为尿崩症，治疗无效，遂来济南。经余诊视，神色脉象亦无异常，唯舌色淡，有白滑苔，像刷了一层薄薄不匀的糨糊似的。因思此症可能是水饮内结，阻碍津液的输布，所以才渴欲饮水，饮不解渴。其多尿只是水饮所致，属于诱导性的。能使其不渴、少饮，尿量自会减少。因与五苓散方：白术12g，茯苓9g，泽泻6g，桂枝6g，猪苓6g（按公制计量单位，1钱折合3g）水煎服。共服2剂，7月14日其家长来述，症状见轻，又与原方2剂，痊愈。

（二）湿疹（谷越涛医案）

国某，男，64岁，社员，阳谷县石门宋公社国庄大队人。于1975年3月16日就诊。

患者两上肢及颈部患湿疹，已两年多，虽迭经治疗，服中西药甚多，疗效不显，时轻时重。本次发作已月余，症见两上肢及颈部密布粟粒样疹点，渗水甚多，点滴下流，轻度瘙痒，身微恶寒，汗出较多，口干饮水，大便正常，小便略黄，舌苔薄白，脉濡缓略浮。证属阳虚不能化气利水，湿邪郁于肌表，津液但能向上向外，外出皮毛，而通调水道的功能迟滞。治宜温阳化气利水，药用五苓散方：茯苓15g，泽泻9g，白术9g，薏苡仁24g（代猪苓）。水煎服，3剂。3月19日复诊：患者服第1剂后，患处即明显减少，全身汗出亦基本停止。恶寒消失，口干减轻。此是阳化水降，原方再服3剂。1年后随访，未见复发。

原按：湿疹在中医学文献中未见有此病名，对其论述，散在于"癣""疮""风"等范围内，其病因病机，一般多由于风、湿、热客于肌肤而成。急性湿疹以湿热为主，慢性湿疹多因病久耗血，以致血虚生燥生风，肌肤失养所致。而本例之病机则是由于阳虚不能化气利水，不能"通调水道，下输膀胱"，津液但能上行外泛，郁于肌表，从皮毛作汗，或从患处渗出水液。气机不降则患处渗水不止，故前虽选用祛风利湿止痒之剂，终未见效，以致缠绵不愈。五苓散对人体的水液失调有良好的调节作用，故虽不用祛风利湿止痒之品而诸症均除，此不治而治之法，体现出中医"异病同治"的原则和辨证论治的重要性。

编者按：论中第 141 条有服五苓散以除心烦、解皮粟的记载。皮粟，俗称鸡皮疙瘩，该条皮粟的形成，是由于当汗不汗，反以冷水噀灌，致使将要作汗的汗液被冷水所激，不得外出，反郁于皮肤汗孔中所致。五苓散能外通腠理，下达膀胱，通行三焦，化气行湿，所以用之有效。本案的湿疹，虽然在表现上与皮粟不同，但都是湿郁肌表，五苓散能解皮粟，就应想到能消湿疹。伤寒方应用万殊，理本一贯，关键问题是要举一反三，灵活运用。上案方药对症，按语分析详明，确是佳案。

又按：《伤寒论》中用五苓散的有以下几种症状："脉浮，发热，渴欲饮水、小便不利者"；"水入则吐者"；"伤寒汗出而渴者"；"下后，心下痞，其人渴而口躁烦，小便不利者"；霍乱"热多欲饮水者"。《金匮要略·痰饮咳嗽篇》还有"瘦人脐下有悸，吐涎沫而癫眩"者。连同以上两案，都说明五苓散对于人体的水液代谢，有明显的促进作用。由于本方的药性稍偏于温，所以凡是由于水液代谢失调所形成的各种症状，而又宜于温性药的，都可以考虑应用本方。

二、小柴胡汤治验

低烧（李克绍医案）

张某，男，50岁，济南精神病院会计。1973年初夏，发低烧，在楼德治疗无效，返回济南。西医检查，找不出病因、病灶，每日只注射盐水、激素等药物，治疗两月，仍毫无效果。该院西医某大夫，邀余会诊。患者饮食、二便均较正常，只是脉象稍显弦细，兼微觉头痛。《伤寒论》云："伤寒脉弦细，头痛发热者属少阳。"因与小柴胡汤原方，其中柴胡每剂用24g。共服2剂，低烧全退，患者自觉全身舒适。该院医师有的还不相信。结果过了三天，患者痊愈，已能上班工作。

编者按：《伤寒论》云："伤寒、中风，有柴胡证，但见一证便是，不必悉具。"注家往往把这个"一证"，局限于"寒热往来""胸胁苦满""默默不欲食""心烦喜呕"这几个症状上，并称之为柴胡四大主症。临床除了见到这四大主症之外，很少有想到用柴胡汤的。却不知论中还有一条更为重要却容易被人所忽略的原则是"伤寒脉弦细，头痛发热者属少阳。"为什么这是属少阳呢？因为外感发热，总离不开三阳，头痛、发热是三阳共有的症状，属太阳就应当脉浮，属阳明就应当脉大，如果脉不浮不大而弦细，排除了太阳和阳明，就理所当然地属少阳了。少阳脉的弦细，不一定是沉细弦劲，临床证明，只要够不上太阳之浮、阳明之大，而又指下端直有力，就算弦细，这一点临床时也往往容易忽略过去。至于柴胡，刘完素称"散肌热，去早晨潮热、往来寒热、胆热、妇人产前产后诸热"。足见可以广泛地应用于多种原因的发热上。正由于这样，所以治太阳发热，可加入羌活、防风，治阳明发热可加入葛根、白芷，有人运用小柴胡汤灵活加减，治疗一切外感表热证，就是对于本条深有体会的缘故。

三、四逆散治验

（一）肝郁腿痛（谷越涛医案）

李某之母，50岁，农妇，住阳谷县石门宋公社国庙大队。于1974年5月27日就诊。

主诉：两腿疼痛、酸软无力，渐至不能行走，已月余。病情经过：患者于1月多前，因恼怒出现脘腹串痛，时轻时重，并觉两腿烦乱不适。经针刺、服西药两天后，腹痛止，但两腿转而感觉酸痛，并逐渐加重。腿痛的情况是，两膝关节阵痛，右侧较重，并有凉感，两小腿烦乱不适，有时肌肉跳动，腿痛有时有牵引两侧向内陷的感觉。手足有时觉凉，背微恶风，近几天腿痛烦乱加重，竟至转侧困难，难以入睡，经常彻夜坐着。饮食锐减，面色萎黄。舌质略红，舌苔薄白，二便正常。左寸脉弦，关脉弦滑，尺脉弱，右脉弦细。分析：本患者症状虽似复杂，但脉象突出是弦脉，尤其是病发生在恼怒之后，这都重点说明是肝气内郁。其所以腿痛烦乱，也正如傅青主所说，"手足，肝之分野……盖肝木作祟，脾不敢当其锋，气散于四肢，结而不伸，所以作楚"。治宜疏肝解郁，宣散气血。方用四逆散加味：柴胡9g，白芍6g，枳实9g，怀牛膝9g，甘草9g。水煎服1剂。

5月28日复诊：昨日傍晚服头煎后，当夜两腿烦乱的感觉消失，肌跳、疼痛均止，余症亦明显减轻，精神、食欲亦有好转。继与上方一剂。

5月30日三诊：昨晨空腹服第2剂次煎后，呕吐黏痰甚多，呕后感觉全身轻松，今日已可不用拐杖自行一段路。食欲增加，足凉、背恶风均较前减轻。病人甚为高兴，并言过去两小腿皮肤有刺激样发热感觉，现亦减轻。这更说明过去是肝郁气滞，致使相火不能周流敷布，郁于下肢。现热感消失，是肝气已经条达的缘故。舌色正常，两手脉已转缓，尚略沉。又处方：上方加黄柏6g，水煎服一剂。

5月31日四诊：两腿灼热感已基本消失，睡眠、饮食均佳，今日右膝部及右上肢自肩至肘处轻微作痛。病机未变，仍与上方一剂。

6月5日五诊：右膝及右上肢疼痛消失，已无其他痛苦，唯觉行走乏力，仍与上方1剂。

6月8日六诊：诸症完全消失，今日可行走较远，唯胃脘略满。治宜燥湿清热，健脾和胃，佐以疏肝理气。处方：苍术9g，川朴9g，橘红9g，茯苓12g，黄芩9g，木通3g，柴胡9g，枳实6g，甘草3g。水煎服2剂。

8 月 18 日随访：药后诸症均除，已能料理家务。

（二）发作性精神痴呆症（谷越涛医案）

胥某，男，49 岁，阳谷县大布公社某大队干部。于 1977 年 4 月 2 日就诊。

因郁怒引起精神痴呆症反复发作已两年余，每发作前，自觉有气自心下上冲至咽喉，随即口不能言，体不能动，但心中尚能明了，发作后可能移时即恢复正常，也可能持续几分钟。每日可发作一两次，也可能间隔 5 ~ 20 天发作一次不等。发作将止时，患者有吐出大量痰涎的幻觉，精神遂即清爽。发作过后，可持续有头痛的感觉达半天。曾到省地医院检查，按癫痫治疗，久服西药，未见效果，服中药百余付，亦未取效。患者常觉身冷、手足凉、胃脘略觉胀满，心烦，口干能饮，饮食尚可，二便正常，舌质红，苔黄厚，脉沉弦有力。

证属肝郁气滞，胃失和降，湿热内蕴，气机不宜，迫使胃气冲逆，壅塞清窍，遂致如癫痫样发作。宜宣解郁滞，使肝气条达，冲气自易下降。宜四逆散加味。处方：柴胡 9g，白芍 9g，枳实 9g，草决明 12g，生赭石 18g，半夏 9g，甘草 3g。水煎服。方中草决明有较强的疏肝行气作用，再佐以赭石、半夏降冲和胃，此三药只有在四逆散疏肝解郁的配合下，才能起到平冲降逆的作用，如果没有四逆散的疏解条达，只知平冲降逆，不仅无效，必激起反作用而冲逆更甚。患者以前也曾服过大剂量赭石之类的药物，但始终无效，其原因就在这里。

4 月 7 日二诊：上方服 5 剂，病未再发作。自病后从未矢气，此次药后却腹中作响，觉有气下行，并多次放出矢气，舌苔仍黄厚，知胃气虽已下行，但湿热未消。上方再加苍术 9g，橘红 9g，嘱令再服四剂。

4 月 11 日三诊：上次诊病回家后，晚九点又发作一次。但发作时无气上冲的感觉，持续的时间也甚短，发作后头痛消失也快。现身已不觉冷，手足不凉，脉已不沉，舌苔转薄，苔色不黄，舌质略红。因湿热已除，气机已畅，以平陈汤加减续服，巩固疗效。自后此症未再发作。

（三）急性阑尾炎（谷越涛医案）

侯某，男，26 岁，阳谷县石门宋公社龙虎寨大队社员。1974 年 8 月求诊。

右下腹持续疼痛已四五天，初时满腹作痛，两天后疼痛局限于脐部右下方。自述已服过治阑尾炎中药三剂，方中有当归、赤芍、公英、双花、乳香、没药等清热、解毒、活血、化瘀之品，未见疗效，疼痛且有继续加重之势。细询病情，知患者恶寒、肢冷，痛处有灼热感，局部疼痛越重，身冷也越明显，食欲不振，轻度恶心，心烦口苦，口干不欲饮，舌质红，苔薄黄，脉弦数略沉。

证属阳热内郁，气机不畅，局部气血瘀滞，予以四逆散合金铃子散。处方：柴胡 9g，白芍 12g，枳实 9g，元胡 9g，川楝子 9g，甘草 6g。上方 1 剂后，右下腹热痛明显减轻。身不觉寒，四肢转温，恶心止。继服 2 剂，诸症消失，随访两年，未见复发。

编者按：四逆散有柴胡以升肝解郁，有枳实以降胃导滞，又有芍药、甘草以养荣和络，缓急止痛，所以凡由于肝郁克土，胃失和降，或胃肠湿滞，阳受阻遏所导致的一切症状，本方都用之有效。以上三案，主诉虽然有"两腿烦痛""癫痫频作""肠痈腹痛"的不同，但从兼见诸脉症来分析，或身觉微寒，或四肢较冷，或脉弦沉、舌赤，或胃脘胀满，或呕吐痰涎，和论中四逆散证的"四逆""腹痛""泄利下重"一样，都说明是肝气内郁，肠胃气滞，所以都是本方治疗的范畴。《内经》所谓"伏其所主，先其所因"原则，通过以上诸案，可以深有启发。

四、当归四逆汤治验

（一）头目不清爽（李克绍医案）

李某，男性，中年。1966年初夏，到省中医院求诊。主诉：头目不适，似痛非痛，如有物蒙，毫不清爽，已近一年。自带病历一厚本，若菊花、天麻、钩藤、黄芩、决明、荆芥、防风、羌、独等清热散风的药物，几乎用遍，俱无效果。我见他舌红苔少，考虑是血虚头痛，为拟四物汤加蔓荆子一方，3剂。患者第二次复诊时，自述服本方第1剂后，曾经一阵头目清爽，但瞬间即逝，接服二三剂，竟连一瞬的效果也没有了。我又仔细诊查，无意中发现，时近仲夏，患者两手却较一般人为凉。再细察脉搏，也有细象。因想《伤寒论》中论厥证，肢冷脉细，为阳虚血少，属于当归四逆汤证。此患者舌红苔少，也是血少之症，论中虽未言及本方能治头痛，也不妨根据脉症试服一下。即给予本方原方 3 剂。患者说，已能恢复工作。

编者按：余讲伤寒课已有多年，不通过临床，还不知此方能清头目，理论结合实践是多么重要啊！同时也理解了前服四物汤加蔓荆子方之所以能取瞬间之效，全在辛散与益血并用。但续服之后，川芎、蔓荆之辛散，远不敌地黄、芍药之滞腻，益血虽有余，通阳则不足，所以也就无效了。

（二）两足冻疮（张灿玾医案）

张某，男，年约八旬余。1974 年冬诊视。

患者两下肢从膝盖以下，凉至足部，两足颜色紫暗。足趾附近皮肤干枯，像很厚的死皮一样，表面且有不少散在的小形溃疡，但不甚疼痛。诊视脉象，迟而又细。

此因 1974 年的冬天，寒冷期较往年为长，患者虽然睡的是火炕，但火力不足，炕里边沿伸足处温度更低，被褥又不厚。以致两足得不到充足的温暖。加之患者年老，不喜欢下炕活动，连同以上原因，就导致血行不畅、阴寒凝滞而成本病。治宜温经活血，方用当归四逆汤原方加红花。因患者煎药不便，令将药轧为细末，每剂 6g，开水冲服，早晚各服一次。服完 1 剂后，两腿颜色红活，发凉亦转轻，接着又服一剂，死皮开始脱落，溃疡处有极浅表的小脓点破出，又接服 1 剂，死皮脱尽，溃破点亦愈合而痊愈。

（三）小儿麻痹后遗症（张灿玾医案）

杜某，男，年 20 余。患者幼年曾患小儿麻痹症，成

242

年后，两下肢较细，并软弱无力，行动吃力，走路要挂双拐。每至冬季，即四肢发凉，尤其两下肢极不耐冷，最易受冻伤，此乃气血虚弱，抵抗力太差，在冬季阳衰阴盛之际，气血更不能畅行于四末所致。今又值冬令，前症加重。仍宜益血通阳为治。方用当归四逆汤原方。连服数剂，即觉两下肢转为温暖，耐寒力亦有所增强。

编者按：当归四逆汤方中，有当归、芍药以益血；桂枝畅血行；细辛、通草以散寒通络；甘草、大枣培中土以增强化源。是一张改善毛细血管微循环的方剂。《伤寒论》中用以治"手足厥寒，脉细欲绝者"。王旭高认为本方治寒入营络，腰股腿足痛者甚良，加之以上三案，和本方临床常用以治手足冻疮，足以说明本方对于因寒而致的末梢血微循环不利，有很好的调整作用。此外，据报道，有用本方以治寒凝气滞所致妇女经期小腹痛的，则似应仿《伤寒论》中"若其人内有久寒者，宜当归四逆加吴茱萸生姜汤主之"之例，加入生姜、吴茱萸最好。

五、吴茱萸汤治验

（一）食欲不振（李克绍医案）

一男性，壮年，每日只能勉强进食一二两，不食亦不饿。在牟平县龙泉公社医院住院一个月，多方治疗，与健脾、消导等药，俱不见效。适值余暑假回家，因求我诊视，患者不嗳气，不呕吐，形体不消瘦，言语行动亦如常人，自诉稍觉满闷，按其脉象，稍觉弦迟，舌质正常，舌苔薄白，但显得非常黏腻。因考虑：弦主饮，迟主寒，舌苔黏腻，当是胃寒夹浊。因与吴茱萸汤加神曲试治。吴茱萸用 15g，次日患者来述，服后食欲大振，令其再服 1 剂，以巩固疗效。

事后考虑，患者稍觉满闷，实即《金匮要略·呕吐哕下利病脉证治》中吴茱萸汤证"呕而胸满"之轻者。

（二）睡后口角流涎（赵恕宾医案）

王某，女，老年。每入睡后即口流涎沫，及醒时，枕巾即全湿透。回忆《伤寒论》中吴茱萸汤能治干呕吐涎沫，即予吴茱萸汤原方，竟获痊愈。

（三）顽固性头痛（张殿民医案）

谢某，女，50 岁，军人家属。1975 年 12 月 21 日初诊。患者头痛已两年余，痛当巅顶，如有重物覆压，必以手或其他暖物温熨巅顶，才能略觉缓解，最怕冷，冷则剧痛，所以常年戴帽，不敢遇风。痛剧时，干呕、吐涎沫，但不吐食物，亦不吐水，再重则手足厥逆，出冷汗，别人呼唤，亦不答应。曾延医约 40 余名，遍及冀鲁豫苏四省，曾服过珍珠、牛黄、琥珀、天麻煮鸡、蝎子、蜈蚣等，药价贵的每剂 40 余元，但毫无效果。查脑电图正常，脉沉弦，舌苔白薄而腻。

此是寒浊上逆，厥阴头痛，宜温肝降浊，吴茱萸汤加减主治。处方：吴茱萸 9g，党参 9g，生姜 3 片，柴胡、生白芍、炒枳壳、制半夏各 9g，羌活、防风各 4.5g。水煎服。

12 月 25 日复诊：上方 2 剂，痛减，可以脱帽，夜间看篮球比赛表演，亦不甚痛，脉弦象已减，嘱原方续服

3 剂。

1976 年 1 月 5 日三诊：痛虽减，但有时仍吐，上方加苏梗 9g。

1977 年 4 月 12 日四诊：时隔半年，上方前后共服 20 余剂，已不痛不吐，仅在月经前后，或有数秒或一两分钟的似痛的感觉，饮食如常。自述以往遇冬，必以厚棉絮裹头，而 1976 年冬季极冷，未戴棉帽子，亦顺利过冬，现在只是有时觉得眩晕。上方再加菊花、钩藤各 9g，患者带方回家。

编者按：吴茱萸汤在《伤寒论》中凡三见：一在阳明篇，"食谷欲呕，属阳明也，吴茱萸汤主之"；一在少阴篇，"少阴病，吐利，手足厥冷，烦躁欲死者，吴茱萸汤主之"；一在厥阴篇，"干呕吐涎沫，头痛者，吴茱萸汤主之"。另外，《金匮要略·呕吐哕下利篇》还有"呕而胸满者，吴茱萸汤主之"一节，这四节对于吴茱萸汤主症的描述，虽有欲呕、烦躁、吐涎沫、头痛、胸满等的不同，但其中一个共同的病理是寒浊壅塞，寒浊或在胃上口，或偏近胸中，或聚在胃中脘。病灶的远近和寒浊的多少，以及患者的不同体质、不同的耐受性，构成了这些不同的症状特点。但不管怎样，寒浊不开，症状就不会消失。而吴茱萸汤正是温胃降浊的有效方剂，其中生姜辛温而散，和胃散水，吴茱萸苦温而降，暖胃降浊，是本方的主药；用人参、大枣，是扶正安中，相辅相成。因此，吴茱萸汤对于寒而兼浊者，用之必效。睡后口角流涎一案，就是寒浊，所以本方用得恰好。

六、真武汤治验

（一）神经官能症（张鸿彩医案）

张桂亭，女 47 岁，禹城县廿里堡公社双新大队社员。1976 年 4 月 28 日初诊。患者于产后 40 天，始觉两臂震颤，以后逐渐加重，发展至全身不自主震颤，已两个半月，阵发性加剧，影响睡眠及饮食。病人就诊时亦不能稳坐片刻，并伴有舌颤、言语不利、憋气，以长息为快，食欲差。曾多次就医，各方求治不验。曾在山东医学院附属医院检查，神经系统无异常，诊断为"神经官能症"，服西药不效。也服过中药，补气养血、柔肝舒筋、疏肝理气、平肝潜阳等剂，亦不见效果。诊视：舌质尖部略红，左侧有瘀斑，舌苔白，两手脉俱沉滑弱。治宜温阳镇水。真武汤加味：茯苓 30g，白术 24g，制附子 12g，白芍 15g，生姜 12g，桂枝 9g，半夏 12g，生龙骨、生牡蛎各 30g，炙甘草 6g，水煎服 2 剂。

4 月 30 日复诊：患者自述，29 日晨 8 时服第 1 剂药，至当日下午 6 时许，颤动基本停止，腹内鸣响。当晚又进第 2 剂，颤动停止，晚上睡眠明显好转，仅有时自觉有阵阵轰鸣。上方白芍改用 30g，加钩藤 12g，磁石 30g，再服 3 剂，以巩固疗效。

体会：震颤，是不随意动作，是运动神经系统的病理现象之一。中医临床，对于震颤的病因、病理和治则，有时和抽搐、痉厥等不能截然分开。实证多从风、火、痰来考虑，因为痰郁可以化火，热极容易生风，肝是风木之脏，在变动为握，所以治疗多从清热、化痰、平肝、息风入手。虚证多由气血津液过伤，不能养筋，以致筋急而搐。所以多出现在小儿吐泻之后，或发汗后、失血后、产后、痈疽溃后，治疗时当注意补养气血。

本患者除舌尖稍红外，别无热象表现，而且诊前多次柔肝、疏肝、平肝等药物，却毫无效果，则风热实证可以排除。患者脉象沉弱，又发生在产后，确实应该从虚证上来考虑，但已服过补养气血之剂，并未见效，这就不仅仅是虚，而且还要考虑是兼有水饮。因为从症状来说，《金匮要略·水气篇》曾说："水气在皮肤中，四肢聂聂动者，防己茯苓汤主之。"《痰饮咳嗽篇》说："膈上病，痰满、喘、咳、吐……其人振振身瞤剧，必有水饮。"本论第82条的真武汤证，也提到"身瞤动"一症，都和本患者的震颤相符合。再从脉象上来分析，《金匮要略·水气篇》云："寸口脉沉滑者，中有水气。"又云："脉得诸沉，当责有水。"又云："水之为病，其脉沉小，属少阴。"而本患者的脉象，恰好是沉滑而弱，所以本证的关键，不仅是虚，而且兼有水邪泛滥。既然是水泛，就必是虚在脾肾，因为脾主散精，肾为水脏，脉弱脉沉，就是脾肾两虚，所以用真武汤壮肾阳以镇水，健脾土以治水，是根本的治法。服药后腹内鸣响，就是肾阳蒸动，脾气健运，水饮有不能自容之势，也就是"大气一转，其气乃散"的佳兆。

至于方药，苓术合用，健脾利水；术附合用，暖肌补中；生姜散水；白芍使术、附化湿而不伤阴；尤其加入桂枝，能外通腠理，下达膀胱，温通三焦水道，不但取防己茯苓汤用桂枝通阳有制止肌肉蠕动之意，而且兼有温化水饮以治短气的作用。《金匮要略·痰饮篇》云："短气有微饮，当从小便去之，苓桂术甘汤主之。"本患者有憋气感觉，并以长息为快，亦系水饮所致。本方加入桂枝，正好把苓桂术甘汤也包括在内。此外又以半夏蠲饮，龙牡潜镇，方药对症，所以二剂痊愈。

（二）自汗（韩其江医案）

刘某，男，成年，患自汗不止，曾到济南某医院检查，诊断为自主神经紊乱，亦无治法。余诊视后，认为是阳虚水泛，给予真武汤。五六剂后，即恢复正常。

编者按：本案是在阔别后会面时论及伤寒方的应用而谈到的，舌色脉象当时都未问及。但既然是阳虚水泛，常临床者自能心中有数，因此这仍不失为一个简单而有价值的医案。

真武汤的应用，在《伤寒论》中有两条：一是用于"太阳病发汗，汗出不解，其人仍发热，心下悸，头眩，身瞤动，振振欲擗地者"，一是用于"少阴病二三日不已至四五日，腹痛，小便不利，四肢沉重，疼痛，自下利者，此为有水气"。这两条的主症，一是头眩心悸，一是腹痛下利，再加上案的震颤，和本案的自汗不止，虽然主症不同，病理却都是阳虚水泛，真武汤能扶阳镇水，所以都用之有效。扶阳镇水，也就是增强肾脏机能，促进水的代谢，因此据报道用于肾病尿毒症，也有一定的疗效。本方和五苓散，都能促进人体的水液代谢，但是药理作用不同，五苓散中用桂枝，真武汤中用附子，因此，临床出现脉沉迟、沉紧，或阳虚肢冷，说明是肾阳不足的，就用真武汤；不出现这样的脉症，而是脉浮或口渴，关键是三焦不利的，就用五苓散。旧注称二方一是治腑，一是治脏，其实际意义就是这样。震颤一案，桂枝、附子并用，也可以说是脏腑兼治。

七、芍药甘草汤治验

两臂痉挛症（李克绍医案）

孙某，女，中年，两臂乱动，昼夜不止，自己却不停地说"累死我了！累死我了!"由其家人强按其手臂，才诊了一下脉，现在已记不起是什么脉象，也记不起处方是什么，只记得当时是以养血息风为治，服药后无效，后一老药工李树亭，给予一方：芍药30g，甘草30g。服后竟获痊愈。

编者按：芍药甘草汤在《伤寒论》中用于发汗亡阳，在阳复之后的脚挛急证。本方除了养阴外，还有缓解痉挛的作用，因此据临床报道，可用于三叉神经痛、坐骨神经痛、腹痛、腓肠肌痉挛等。虽然在不同的方剂中，根据不同的情况，有时也加入养血、祛风、温经、清火等药，但只要有痉挛现象存在，就都可加入此两味。本案痉挛昼夜不止，说明二药缓解痉挛的效果显著。

八、四逆加人参汤治验

心动过缓（李克绍医案）

张某，女性，中年，山东中医学院教师。患者胸中满闷，手足发凉，脉沉迟。西医曾诊断为心动过缓，但无有特效疗法，转求中医诊治。余处四逆加人参汤方，五六剂痊愈，后未再发。

编者按：本证手足凉，脉沉迟，说明心阳不振，其满闷也是胸阳不宣所致，四逆汤是回阳之剂，颇为对症。其所以加人参，是因为人参体阴而用阳，既能益血，又能强心，加入四逆汤内，不但防止了姜、附伤阴，而且能增强四逆汤的强心作用，所以心动过缓而又表现为阳虚的，用之有效。

九、半夏泻心汤治验

严重失眠（李克绍医案）

李某，女性，年约六旬，山东大学干部家属。1970年春，失眠症复发，屡治不愈，日渐严重，竟至烦躁不食，昼夜不眠，每日只能服安眠药片，才能勉强略睡一时。当时我院在曲阜开门办学，应邀往诊。按其脉涩而不流利，舌苔黄厚黏腻，显系内蕴湿热，因问其胃脘满闷否？答曰非常满闷，并云大便数日未行，腹部并无胀痛，我认为这就是"胃不和则卧不安"。要使安眠，先要和胃，处方半夏泻心汤原方加枳实。

傍晚服下，当晚就酣睡了一整夜，满闷烦躁都大见好转，接着又服了几剂，终至食欲恢复，大便畅行，一切基本正常。

编者按：《灵枢·邪客》论失眠的证治是这样说的，"厥气客于五脏六腑"致使"卫气独卫其外，行于阳不得入于阴……故目不瞑"。治之之法是"补其不足，泻其有余，调其虚实，以通其道，而去其邪"。本证心下有湿热壅遏，就是"厥气"内客，所以尽管半夏泻心汤在《伤寒论》中并未提到有安眠的作用，但是苦辛开泄，消散湿热，就能达到"决渎壅塞，经络大通，阴阳得和"的目的，因而取得"阴阳以通，其卧立至"的效果。

又按：本患者愈后将近一年，又发作过一次，也是以胃肠症状出现的。说明本证的病机是胃家湿热。

十、桂枝去桂加茯苓白术汤治验

癫痫（李克绍医案）

王某，女性，年约五旬，住济南市白马山。患者经常跌倒抽搐，昏不知人，重时每月发作数次，经西医诊断为癫痫，多方治疗无效。后来我院找我诊治。望其舌，一层白砂苔，干而且厚。触诊胃部，痞硬微痛，并问知其食欲不佳，口干欲饮。此系水饮结于中脘。但患者迫切要求治疗痫风，并不以胃病为意。我想，癫痫虽然是脑病，但是脑病的这一兴奋灶，必须通过刺激才能引起发作。而引起刺激的因素，在中医看来是多种多样的，譬如用中药治疗癫痫，可以任选祛痰、和血、解郁、理气、镇痉等各种不同的方法，有时都能减轻发作，甚至可能基本痊愈，就是证明。本患者心下有宿痰水饮，可能就是癫痫发作的触媒。根据以上设想，即仿桂枝去桂加茯苓白术汤意，因本证不发热，把桂枝、姜、枣一概减去，又加入枳实消痞，僵蚕、蜈蚣、全蝎以搜络、祛痰、镇痉。处方：茯苓、白术、白芍、炙甘草、枳实、僵蚕、蜈蚣、全蝎。

患者于一年后又来我院找我看病，她说，上方连服数剂后，癫痫一次也未发作，当时胃病也好了。现今胃病又发，只要求治疗胃病云云。因又予健脾理气化痰方而去。

编者按：本案患者，历年以来，各处奔走，访医求治，其唯一目的是要求解除癫痫。但是服过不少治癫痫的药物，而癫痫发作如故，改服几剂健脾散水稍加止痉的中药，便停止发作，这其中的道理，大有研究的价值。

据现代精神病学的论述，有一些精神失常的患者，是由于营养缺乏、内分泌机能失调或代谢紊乱等各种不同的内脏疾患所引起，这类患者的躯体症状常很显著，而在全身机能都可能受到干扰的同时，精神症状往往只是疾病全部临床征象的一部分，因此又被称为症状性精神病。以上两例，同样也是症状性的。

症状性精神病，在《伤寒论》中就有不少的启示。如"谵语""郑声""惕而不安""发则不识人""烦躁不得眠"等都是。这些症状的产生，除少数例外（如热入血室），大部分是由于胃肠疾患——阳明实热或胃家湿热所引起。中医学中有所谓"食厥""痰厥"等也多属于这一类。这些精神症状的病理，基本上是"肠胃不和，则九窍不通""清阳不升、浊阴不降"或"浊邪害清"所致。因此治疗时应健脾胃以治本，泄热导滞以治标，不论从本从标，或补或泻，都能达到不去安神而神自安的目的。

还有需要说明的问题是：同是胃肠不和，却有的能引起精神症状，有的不出现精神症状。即使出现精神症状，其表现也各不相同。据个人临床所见，不但在症状方面有头晕、目眩、耳鸣、失眠、烦躁、谵妄以及癫痫等，而且这些症状在程度上也或轻或重，极不一致。譬如以上两案，前者是烦躁，彻夜不眠，后者是癫痫，发作频繁；有的就不是这样，而是较为轻些，为什么有这样的差别呢？这是因为：精神障碍的发生，不仅决定于躯体疾患的严重程度和发展阶段，更重要的是决定于患者高级神经活动的类型，和患病时的大脑机能状态，并且与先天的遗传因素、年龄、精神因素以及环境也都有密切的关系。

十一、桂枝加附子汤治验

十指疼痛（叶执中医案）

范某，女性，素体弱，感冒后，发热，微汗出，并十指疼痛，已十余日。诊其脉象沉细。此是平素阳虚体质，感冒后邪未尽去，而阳愈见绌，不能达于四末之故，与桂枝加附子汤。附子初用 2.4g，后增至 4.5g，共服 3 剂痊愈。

编者按：此证与"太阴中风，四肢烦疼"的病理颇有互相发明之处。太阴中风是风中夹有脾湿之故，桂枝加附子汤方有桂枝汤解表，附子扶阳祛湿。此是寒邪外束，故脉象沉细，桂枝通阳，附子镇痛，所以也用之有效。但既然出现细脉，应仿当归四逆汤加入当归最好。

十二、麻黄汤治验

荨麻疹（李树滋医案）

陈某，曲阜人，单身独居。1973 年春节前，清晨到邻村换取面粉时感冒，突感身痒，前后身及两上肢遍起斑块，高出皮肤，颜色不红，时抓时起，时起时消。经西医用扑尔敏及注射钙剂，均无效。四五日后改找中医治疗，余初用浮萍方（见《中医文摘汇编》），无效，后根据患者脉迟，肢冷，并有明显的感寒外因，遂改用麻黄汤原方。共服两剂，块消痒止，后未再发。

编者按：荨麻疹，中医学旧称"瘾"，多因外受风寒，并兼有血虚、血热等不同的内在因素，所以其临床表现也有暮重朝轻、暮轻朝重、色淡、色红、发病新久等的不同特点，治疗时应根据这些特点，或凉血，或祛风，或固表，或内治，或外洗来对症用药。但特点虽各有不同，而止痒消块却是共同的目标，因此，凡能止痒的方剂，有时都有可能用到治疗荨麻疹上。在《伤寒论》中提到身痒的有两条：一是"面色反有热色者，未欲解也，以其不能得小汗出，身必痒，宜桂枝麻黄各半汤"；一是"阳明病，法多汗，反无汗，其身如虫行皮中状者，此以久虚故也"。后者是表虚，宜实表，补中益气汤加荆、防之类。前者是表实，宜泻卫，除了桂枝麻黄各半汤之外，如桂枝二麻黄一汤、桂枝二越婢一汤、桂枝加芍药汤，便秘者桂枝加大黄汤，甚至《金匮要略》中的麻黄杏仁薏苡甘草汤、麻黄加术汤等，都可以根据不同的特点加以选用。本证用麻黄汤治愈，就是很好的例子。

李克绍论文三篇

论"传经"

讲《伤寒论》者，一般都要讲"传经"，而传经一说，从以前的旧注家，直到目前全国中医刊物来看，仍然思想混乱，没有统一的认识。如何解决这一问题，笔者认为首先应当分析一下注家们所提传经的理论根据是否正确可靠，再结合临床探讨一下张仲景是怎样论述伤寒的发病与传变的。弄清了这两个问题，就会不受一切空谈、玄谈的干扰，而对传经问题能有一个正确的认识。

一般都认为，伤寒传经之说来源于《素问·热论》。《素问·热论》果真有传经之说吗？下面就谈谈这个问题。

一、《热论》的"受之"与《伤寒例》的"传经"

《素问》并无"传经"一词，在《热论》篇却有"伤寒一日，巨阳受之"，"二日阳明受之"，"三日少阳受之"，以至"六日厥阴受之"之文。几乎所有的《伤寒论》注家，都认为这就是《热论》论传经，也是《伤寒论》中传经的指导思想，其所谓"受之"，就是受邪于前一经，"一日""二日""三日"……就是传经的日期。笔者认为，这个说法是有问题的，因为日传一经，这不仅是自古以来临床所未见，而且从语法上讲，在《热论》中也讲不通。试问，"受之"如果是指受邪于前一经的话，那么"一日巨阳受之"，这个巨阳又是受之于哪一经呢？

"受之"并不是指受邪于前一经，所以也就不等于传经，我们把《热论》这一段与《伤寒例》结合起来看，问题就更清楚了。

《热论》是：

"伤寒一日，巨阳受之，故头颈痛，腰脊强。"

"二日阳明受之，阳明主肉，其脉夹鼻络于目，故身热目痛而鼻干不得卧也。"

"三日少阳受之，少阳主胆，其脉循胁络于耳，故胸胁痛而耳聋。"

"四日太阴受之，太阴脉布胃中，络于嗌，故腹满而嗌干。"

"五日少阴受之，少阴脉贯肾络于肺，系舌本，故口燥舌干而渴。"

"六日厥阴受之，厥阴脉循阴器而络于肝，故烦满而囊缩。"

《伤寒例》是：

"尺寸俱浮者，太阳受病也，当一二日发。以其脉上连风府，故头项痛，腰脊强。"

"尺寸俱长者，阳明受病也，当二三日发。以其脉夹鼻络于目，故身热目痛鼻干不得卧。"

"尺寸俱弦者，少阳受病也，当三四日发。以其脉循胁络于耳，故胸胁痛而耳聋。"

"尺寸俱沉细者，太阴受病也，当四五日发。以其脉布胃中络于嗌，故腹满而嗌干。"

"尺寸俱沉者，少阴受病也，当五六日发。以其脉贯肾络于肺，系舌本，故口燥舌干而渴。"

"尺寸俱微缓者，厥阴受病也，当六七日发。以其脉循阴器，络于肝，故烦满而囊缩。"

从以上可以看出，两者对于六经"受之"的日数、经络循行的取段以及主症等，都完全一致。所不同的是，《伤寒例》在各经之前都加上了脉象，把《热论》的"几日受之"，一律改为"当几日发"。这就证明：《热论》所谓几日某经受之，不是指的六经相传之日，而是指其本经感邪以后出现症状的发病之时。

"受之"并不等于传经，在《伤寒例》中还另有确证。试看它在《热论》的"其不两感于寒"之下，又加了"更不传经，不加异气者"九字。这是自有《伤寒论》以来第一次见到"传经"这个词。这个词是在一日巨阳、二日阳明，以至六日厥阴等"受之"之后提出来的。都已经"受之"了，又提出"更不传经"，显然《热论》中的所有"受之"，都根本不同于后世注家所说的"传经"。

人所共知，《伤寒例》连同《辨脉法》《平脉法》，都是王叔和整理《伤寒论》时，为了给学者打好学习的理论基础而加在《伤寒论》原文之前的。就时代而论，王叔和距张仲景的年代，比任何注家都近，因而也就比任何注家都更为可信。因此，只从后世的注解中搞空谈玄谈，不能从《伤寒例》中把《热论》的"受之"弄清楚，就是没有把学习《伤寒论》的基础打好。

二、《伤寒论》中的"传"与"经传"

传经论者除了引用《热论》一段作根据外，在《伤寒论·太阳篇》中也有借口，这主要是第四、五两条有"传"字，第八条有"使经不传"字样。把这些条文作为传经的根据，妥当吗？下面就谈谈这些问题。

先谈怎样叫"传"，再谈怎样叫"使经不传"。

《伤寒论》第四条："伤寒一日，太阳受之，脉若静者，为不传。颇欲吐，若躁烦，脉数急者，为传也。"第五条："伤寒二三日，阳明少阳证不见者，为不传也。"不少注家认为，这里之所谓"传"，即《热论》"一日巨阳、二日阳明、三日少阳……"之谓，"颇欲吐"就是少阳之喜呕，"躁烦"，就是内传阳明。不过不同于《热论》的是，仲景又指出"脉若静者为不传""阳明少阳证不见者为不传"。对"日传一经"之说又灵活看待。是这样吗？我们且不说《热论》中根本不存在日传一经之说，即使伤寒果真能日传一经，但传少阳也不是"颇欲吐"，而是口苦咽干目眩，传阳明也未必都见烦躁。再说"二三日阳明少阳证不见者为不传"，不传了，为什么论中还有"伤寒五六日，往来寒热"属少阳，"七八日大便硬"属阳明呢？既然有这些讲不通处，就可知把这两条的"传"讲成"传经"，是不对的。

《伤寒论》之"传",不等于"传经",旧注家中也早有认识,不过人们往往不加注意罢了。这里列举以下几段名家的注解,以作证明。

柯韵伯解第四条云:"若受寒之日,颇有吐意,呕逆之机见矣,若见烦躁,阳气重可知矣,脉数急乃脉阴阳俱紧之互文,即《内经》'人伤于寒,传而为热'之传,乃太阳之气生热而传于表,即发于阳者传七日之谓,非太阳与阳明、少阳经络相传之谓也。"

尤在泾注解此条云:"寒邪外入,先中皮肤,太阳之经,居三阳之表,故受邪为最先。而邪有微甚,证有缓急,体有强弱,病有传不传之异。邪微者,不能挠乎正,其脉多静;邪甚者,得与正相争,其脉数急,其人则烦躁而颇欲吐,盖寒邪稍深,即变而成热,胃气恶热,则逆而欲吐也。"

徐灵胎则曰:"寒伤于表,太阳受之,脉静,胸中无热,故可不传而愈。若初受寒邪,颇有吐意,邪已侵及胃腑,烦躁则热炽胸中,脉数急则热盛于经络也。传,指热传于表,非独寒传于里。"

这几家讲第四条的"传",都没有说是传阳明传少阳,而说"传"是受邪化热。尤其柯氏之论,更明确指出,"传"是指寒邪传变为"体痛、呕逆、脉阴阳俱紧"之太阳伤寒。

柯韵伯解第五条又说:"若伤寒二日,当阳明病,若不见阳明表证,是阳明之热不传于表也;三日少阳当病,不见少阳表证,是少阳之热不传于表也。"这也就是二日阳明证见,为传阳明,三日少阳证见,为传少阳的意思。

可见，"传"是指见证之期，而非传经之日也。这与王叔和《伤寒例》的看法是一致的。阳明和少阳，其阴阳气的多少不同，病位也不同，所以受邪化热后，其热达于体表的时间，也有迟速早晚的不同。但不管如何，其热传表之后，由于热型不同，脉证各异，才可知其来路或来自阳明，或来自少阳。这样来认识"传"，就为学习《伤寒论》提示了一个重要问题，即外感病在二三日热型症状起变化之时，绝非表热内传，而是阳明或少阳受邪化热，达于肤表的反应。如果阳明少阳未受病，就绝不会有这样的反应，所以徐灵胎说，"传"是"热传于表，非寒传于里"。

下面再谈谈"传经"。

"传经"一词，除《伤寒例》外，未再见于论中其他各篇。只是在第八条提到："太阳病，头痛至七日以上自愈者，以行其经尽故也。若欲作再经者，针足阳明，使经不传则愈。"几乎所有的注家都认为"使经不传"，就是不使传经，"针足阳明"，就是防止太阳传阳明。这一看法，也是经不起推敲的。试问，如果针足阳明，只是防止太阳传阳明的话，那么太阳病只能传阳明吗？防不防止其传少阳？其次，针与灸不同，灸法主要是长于补，而针法主要是长于泻，针足阳明是针足三里穴，欲制止其传阳明，不补阳明以增强其抵抗力，而反泻之，也讲不过去。那么，"使经不传"究竟是什么意思呢？"针足阳明"又是为什么呢？下面先谈"经"是什么。弄清了经是什么，那么"使经不传"就不解自明了。

查《伤寒论》中之所谓经，并非指经络，而是代表患病的日数，亦即"过程""阶段"的意思。徐灵胎对此有明确的看法，他说："伤寒六日，经为一经。"也就是说，观察外感病，以六日为一阶段——现在叫"阶段"，古时叫"经"。既然六日为一经，所以"太阳病七日以上自愈者"，叫"行其经尽故也"。七日不愈，进入第二过程，叫作"再经"，进入十三日以后，叫作"复过一经"。这些术语，在《伤寒论》中，都能找到根据。

正因为"经"不是经络，所以才可以"行尽"，可以"再经"，而且"霍乱篇"中还有"到后经中颇能食"的"后经"。论中的这些经，解作经络是讲不通的，而解作六日，则正好和"发于阴者六日愈，发于阳者七日愈"的说法相一致。《素问·热论》有"其死皆以六七日之间，其愈皆以十日以上"之文，也证实了从古以来，对伤寒病就有以六日为一阶段这种观察方法。

"使经不传"，就是要使病愈于第一经之内，而不使其延续到第二过程。足阳明三里穴，《针灸大成》称其主治"伤寒热不解""发热汗不出"，所以是出汗、解热之穴，针又主要是泻法，当太阳病第一经过去之后，仍不自愈，而有延续再一经的趋势时，趁此外邪顶峰已过，将衰之际，针此穴使其自汗而愈，不使其延续至第二经，这就叫"使经不传"。如果不针，听其自然发展，一经之后汗未出热未尽，仍发热无汗进入下一经，就是过经不解，这叫作"再经"，也就是"经传"。

经传只是代表病程一个阶段一个阶段的连续，并不代表病情的变化，所以《伤寒论》中有"七日以上自愈者"，有未愈而"欲作再经者"，有"柴胡证仍在者"

（103），有"谵语者"（105），有"心下温温欲吐而胸中痛"者，有"过经乃可下之"者（217），有下利后不能食，有"到后经中颇能食"者（384）。这就说明，患病后，人体经过正邪斗争，其或愈或不愈，或加重至死亡，都可以六日为一阶段来观察，这就是"经传"的意思，它和"传经"根本不是一回事。

那么后世注家所谓的"传经"，《伤寒论》中有没有呢？答曰：由这一经病演变成另一经病，《伤寒论》中是有的，但论中不叫传经，而叫"转属"。"转属"和注家们所谓的传经，有些相似，但"传经"这一说法，概念并不太清楚，而"转属"则有明确的病机与病理，这一问题，下面再讲。

三、结合《热论》《伤寒例》看《伤寒论》的渊源与发展

前已说明，《热论》的"受之"，《伤寒例》称"发病"，《伤寒论》称"传"，基本精神是一致的。但在一致之中，《伤寒论》也确有发展。试看，《热论》的六经"受之"之日，分别是一日、二日、三日、四日、五日、六日，而《伤寒例》的六经发病之日，则分别是一二日、二三日、三四日、四五日、五六日、六七日，两者基本相同。再从《伤寒论》的内容来看，是"伤寒一日，太阳受之"，"伤寒二三日，阳明少阳证不见者，为不传"，阳明病则提到"始虽恶寒，二日自止"，"伤寒三日，阳明脉大"，"伤寒三日，少阳脉小者，欲已也"，"伤寒三日，三阳为尽，三阴当受邪"，"伤寒四五日，转气下趋

少腹者，欲自利也"，"五六日，自利而渴者，属少阴也"等等，其各经典型症状出现的日数，和《热论》《伤寒例》也基本一致。

其不同的是：①《热论》专从经络上立论，而《伤寒论》则包括经络、脏腑、气化在内。②《热论》专指热证，而《伤寒论》则包括虚证、寒证。③《热论》只有汗、泄二法，而且都指针刺，而《伤寒论》则包括了八法，而且主要是用药物。④《热论》是，巨阳一日受病，七日病衰，阳明二日受病，八日病衰，少阳三日受病，九日病衰，太阴四日受病，十日病衰，少阴五日受病，十一日病衰，厥阴六日受病，十二日病衰。从发病到病衰，各经都是六日，这和《伤寒论》六日为一经，又不谋而合。

《热论》指出，"其两感于寒者，必不免于死，其死皆在六七日之间。"《伤寒论》无两感，但死在六七日之间，却是不少提到的。《热论》是"七日巨阳病衰，头痛少愈"，"其愈皆在十日以上"。《伤寒论》也是"太阳病七日以上自愈"，"风家表解而不了了者，十二日愈"。还有，"太阳病十日以去，脉浮细而嗜卧者，外已解也"，"本是霍乱，今是伤寒……十三日愈"。从邪衰到病愈，也是十日以上。怎样才算邪衰？怎样才算病愈？以太阳病为例，邪衰是指头痛少愈，病愈则是精神已经了了。"了了"即《伤寒例》所谓"大气皆去，病人精神爽慧也"。

《热论》是"未满三日者，可汗而已，其满三日者，可泄而已"。又说："未入于脏者，故可汗而已。"未入于脏者指出可汗，那么不可汗而可泄者，当然是入脏了。而《伤寒例》却改为"未入于腑者，可汗而已，已入于腑者，可下而已。"《热论》称脏，《伤寒例》称腑，这有两种可能：①古"脏"字是包括六腑在内的，如《素问·灵兰秘典论》"凡十一脏取决于胆也"的"脏"字就是。又如《伤寒论》中"脏无他病""脏有寒""脏结""脏厥"，《金匮要略》的"诸病在脏"等"脏"字，也是包括六腑在内的。②《伤寒例》不称脏而改称腑，可能是医学术语进一步的规范化。因为《伤寒论》中之下法，确实适用于腑而不适用于脏。

明白了以上这一段文字，就可以知道，无论《热论》或《伤寒例》，都没有像后世注家所讲的那样传经之说。

下面还要讲一讲，"受之"既然是发病之日，为什么"受之"之前，还有一二三四等不同的日数呢？这个问题，必须弄清楚，因为只有弄清了这个问题之后，学习《伤寒论》才能真正与临床相结合，而不至于为了自圆其说而搞空谈玄谈。

各经的发病之前，其所以又提出一二三四等不同日数，这是因为感邪和发病，不一定都在同一时间。因为感邪之后，一般还有一段营卫气血、脏腑经络起变化的过程，这个过程，从感邪之日起，直到足以引起症状出现的时候，才能发病。而这些受邪的经络脏腑，部位有浅深高下之不同，所以，其典型症状的出现，也就是说能自觉他觉地表现出来，也就会有迟早的差别，这就是三阴三阳发病，为什么会有一二日乃至六七日等差别的道理所在。还要说明一下，各经在其典型症状尚未出现之前的"几日"，并不等于没有病，只是病在潜伏地进行着，患者暂时尚未觉察出来罢了。虽已感邪而尚未发病，这又似乎现代医学所说的潜伏期。但潜伏期应当是任何症状也没有，而伤寒发病在其六经典型症状尚未出现之前，却会有一段或长或短的微热、恶寒等（即发热恶寒者为发于阳，无热恶寒者为发于阴），或其他不适的感觉，如酸懒、不能食等。因此，作者不名之为潜伏期，而权且称之为前期症状。各经主症出现之前的前期症状，可能轻微得不使病人注意，但却是必有的，不然的话，古人怎能在各经主症出现之前又提出"受之"的大概日数呢？

据上所述，我们不妨把"几日某经受之"这句话的"几日"，作为该经病的前驱期，把"受之"作为其发病期或定型期，这就是《伤寒论》中所说的"传"。传之前和传之后，症状虽然不同，但却是一个病，而传经的之前和之后，就不是一个病，而是两个不同的病了。这个问题，下面细讲。

四、伤寒病的发生与变化

《伤寒论》把伤寒分成六经病，每一经病都是各有特点的。但是各经病特点的出现，是感受外邪之后，随着时间的进展而逐渐明朗化，除太阳病外，都绝不会一得病当天就能清清楚楚地看出是哪一经病。最初所能看出的，只是有的人发热恶寒，有的人无热恶寒。这说明伤寒病初发，只能分出阴阳两种不同的属性，还不能分清是六经病中的哪一经病。但可以肯定的是：发热恶寒者，是阳盛体质，将来多发展为三阳病；而无热恶寒者是阳虚体质，将来必发展成三阴病。所以第七条说："病有发热恶寒者，发于阳也，无热恶寒者，发于阴也。"

但是，是否所有因感受外邪而发热恶寒或无热恶寒的患者，都一定要继续发展？即使再继续发展，那么发热恶寒者究竟会发展成三阳病中的哪一个阳？无热恶寒者会变成三阴病中的哪一个阴？并且都在何时定型？这些，在《伤寒论》中，有的已有明文提示，有的则可从字里行间推理而得。

271条云："伤寒三日，少阳脉小者，欲已也。"270条云："伤寒三日，三阳为尽，三阴当受邪，其人反能食而不呕，此为三阴不受邪也"。前者是指发热恶寒者而言，后者是指无热恶寒者而言。发热恶寒者，在三日应当出现少阳主症之时，却未出现少阳症状，而脉反变小，小为邪衰，知病将自已。后者是说，伤寒三日，三阳发病之期已经过去，应当是三阴见症之期，但其人却由初病时之不能食，转而能食，由呕而变为不呕，就不会出现三阴症状，也是病将自愈。这两种情况都是我们临床经常看到的。这样的伤寒，初时虽然也有发热恶寒或无热恶寒的症状，但并不继续发展成什么三阳病或三阴病而自愈，自然也就不是什么病的前驱期，我们一般称之为轻微感冒而已。

如果发热恶寒确是三阳病的前驱期，无热恶寒确是三阴病的前驱期，那么就会一日发为太阳病，或者二日发为阳明病，或者三日发为少阳病，以及四日发为太阴病，五日发为少阴病，六日发为厥阴病等，这就是论中

266

所说的"传"。

　　为了把问题讲得更清楚，再把"伤寒一日，太阳受之"加以说明。"太阳受之"，就是风寒侵袭肤表。但邪犯肤表却未必发病，正如尤在泾所说，有的"邪微不能挠乎正"，徐灵胎所说"脉静，胸中无热，故可不传而愈"，亦即寒不变热而不发病的意思。再进一步说，即使发病而呈现发热恶寒，也不一定就是太阳病，因为这只能说明发于阳，是三阳病未定型之前的共有症状，而且也常是其他杂病的早期共有症状。《素问·皮部论》曾说："百病之始生也，必先于皮毛。"既然百病都可以从皮毛开始出现症状，岂可一见到发热恶寒就贸然认为是太阳病。须知发热恶寒还仅仅是一个症状，要从早期症状中定出病名，连现代医学有时还需要"待查"，那么以辨证为主的中医学，要定出病名，就更需要如上文所说，一日、二日、三日以至六日，或更多的日期，以观察其发为什么病了。

　　由上所述，可知《伤寒论》之"传"，是指由初期的诸阳经或诸阴经的共有症状，传为可以为各经定型的典型症状，所以，其前后期的症状虽然不同，但实际是一个病，不过病是由微到著，逐步在深化罢了。至于为什么各经主症的出现会有日数的不同，其道理前面已经讲过，这里就不再重复了。

　　伤寒由早期的未定型，传而定型，这说明人体自感受外邪之日起，阴阳气血无时无刻不在变化。但定型之后，变化是否就终止了呢？否，不会终止，还是要继续变化的。不过定型之后的变化，和定型之前的变化不一样。前已说过，定型之前的变化，是同一经病在深化，而定型之后的变化，则可能是该经病自身的变化，如太阳病变为蓄水、蓄血、结胸等，也可能是病位的转移，即由这一经病转变成另一经病。以太阳病为例，既能转属阳明，也能转属少阳。误治之后，如果伤阳，会转入少阴，误下邪陷，还能转属太阴而腹满时痛或大实痛。此外，如少阳能转属阳明，也能热深厥深转属厥阴。太阴化燥可转属阳明，厥阴呕而发热，即外出少阳等等，不过这些在论中不叫"传"，而叫"转属"或"转入"。

　　"传"，既然是本经病自身的深化，所以三阳病除太阳病外，其余如阳明病或少阳病，定型之后，由于热型的改变，其初期伴随发热而出现的"恶寒"这一症状，即不复存在。而由这一经病移位于另一经病的"转属"，当移位还没有完成之前，可以发热恶寒仍不消失，而形成二阳并病。传，是不存在这一情况的。另一方面，各经尚未定型之前的早期症状，由于病位有高下远近的不同，所以其前驱期会有一日二日以至五六日的差别，而转属则是病已定型之后进入变化期，既然要变化，就得有一段转移条件成熟的过程。通过《伤寒论》的内容来看，除误治转属者外，其余自然演变而转属的，如太阳转属阳明、太阳转属少阳、少阳转属阳明等，都在六七日这一段时间。快的则可能是五六日，慢的则可能是七八日，这也就是六日为一经的临床根据，三日之内是没有的。这就看出，传和转属不是一回事。笔者在《伤寒解惑论》中，曾把各经病定型之前的前驱期，称之为伤寒的进行期，把定型之后的转属，也包括本经病的自身变化，称之为变化期，其根据就在这里。

最后，笔者认为"传经"是一个近千年来争论不休的问题。其所以争论不休，就是因为主观想象太多，空谈玄谈太多。须知任何科学，其诞生伊始，百家争鸣，各抒己见，是不为出奇的，但众说之中，如果有一个是属于真理的话，必将通过辩论，越辩越明，通过实践，越辩越强，从而使其余一些空想的，不切实质的，经不起考验和辩论的，逐渐被淘汰而得出统一的结论。"传经"之说之所以历千年而无定论，这足以说明，到目前为止，还没有一种说法能为科学所证实，而都是在搞无休止的空谈、玄谈。脱离实践的空谈和玄谈，甚至东抄西摘做文字游戏，就不是争鸣，而是争吵，争吵是不会有结论的。

论热入血室

热入血室证，在《伤寒论》中凡四见，太阳篇三条，阳明篇一条。血室指的是哪一个脏器，直到如今仍在争论不休，对于热入血室的病理机制，似乎也有些模糊不清。现就这些问题，做一探讨。

血室指的是哪一个脏器？有人说是指肝脏，有人说是指冲脉，有人说是指子宫，也有人说是指膀胱之后直肠之前的一个夹室。近来更有一种说法，认为既不是肝脏，也不是冲脉、子宫，而是包括肝脏、冲脉、子宫的一种综合性概念。这种说法，实际是避开问题实质的一种遁词。

269

把肝脏作为血室的理由是：肝藏血，能调节血量，月经过多，有的就属于肝不藏血。又如《素问·腹中论》的肝伤之病，就表现为月事衰少不来。而且热入血室，还可以刺泻肝的募穴期门。

这一论点乍看去似乎颇有道理，但仔细研究一下，说理并不正确。肝的功能失常，虽然能导致血行错乱，但热入血室证的主要表现，为月经异常，而男子亦有肝，也能有不藏血或肝伤之病，但却绝对不会出现月经症状，这就无可辩驳地证明，肝与血室只不过是有关系而已。仅仅根据与月经有关系，便认为肝是血室的主体，这显然是思维方法的错误。

有人说，血室即肝，并非指肝的实体，而是说血室应归属于肝经，肝经亦即肝的系统之意。好吧，我们再就血室的归属来谈谈"肝经"这个问题。按人体的所有脏器和器官，都可以从生理关系上，或从属性归类上，分成五大系统而归属于五脏。如肝开窍于目、主胁肋、主筋膜之病等都是。但是归属于肝经之后，并不能因为有了"肝经"这一名称，而置目、胁肋、筋膜等实质器官于不问，而只称肝经。血室这一名称也同样如此，虽然归属于肝经，但究竟是一个什么器官或脏器归属于肝经，这个问题仍然没有得到解决。

认为血室即冲脉的理由是：血室的病态反应，主要是在月经方面。《素问·上古天真论》云："女子二七而天癸至，任脉通，太冲脉盛，月事以时下。""七七任脉虚，太冲脉衰少，天癸竭，地道不通。"这证明妇女月经的来潮与终止，都与冲脉有关。冲脉又起于胞中，夹脐上行至胸中而散，热入血室之后能胸胁下满，如结胸状，也能证明冲脉即血室。而且冲为血海，血海与血室义可互通。是这样的吗？下面就针对这些看法来分析一下。

先说血海。按人身有四海。除冲为血海之外，还有"脑为髓海""膻中为气海""胃为水谷之海"。不论什么海，凡称海，都含有浩渺盛大之意。冲脉称海，自然是指冲脉能"渗诸阳，灌诸精"，"渗诸络，温肌肉"，而且"上自头，下自足，后自背，前自腹，内自豀谷，外自肌肉，阴阳表里，无所不涉"（景岳语）之意。但血室之"室"字则无此含义，不是盛大不盛大，而是指部位有定所。如《论语》云："由也升堂矣，未入于室也。"室即堂之深邃处。一为如海之盛大，一为如室之深邃有定所，两者所指不同，怎能说义可互通？

再就"冲脉起于胞中"这句话，论证一下冲脉是否即血室。

按"冲脉起于胞中"，是说胞中是冲脉的发源地。但仅仅是发源地，还不能代表整个冲脉。因为冲脉起于胞中之后，又分上行下行两支，其下行者暂且不提，仅就其上行者而言，是夹脐上行至胸中而散，"散"是散为小络。这些散开的末梢、别络，又有多支。举例如：有出于颃颡渗诸阳灌诸精者，有别而络唇口在男子生须者。我们能把冲脉所过之颃颡、唇口简单地称之为冲脉吗？同样理由，我们也不能因为冲脉起于胞中，就把胞中说成冲脉。何况"胞中"一词，仅仅是代表一个部位，男子亦有冲脉，男子的冲脉也起于胞中，但男子绝不会出现月经异常。这就证明，不但不能把胞中叫作冲脉，而且胞中也不等于就是血室。

那么胞中和血室，是一是二？怎样区分呢？近人冉雪峰曰："血室即胞中。胞中为膀胱后直肠前的一个夹室，男女都有胞中。"这话有对的一面，也有错的一面。他认为胞中是膀胱后直肠前的夹室，这明确指出"胞中"仅仅是一个部位，这是对的。但光有部位还不行，如果仅仅是一个夹室，夹室中空无一物，那么冲脉、任脉起于此处，难道有形之脉可以凭空而起，毫无附着？脉必须有附着，就不得不找出一个实体脏器，所以他又说"血室即胞中"。但这话又错了，如果血室即胞中，那么男女皆有胞中，也就皆有血室，皆有月经了。显然，"血室即胞中"的说法是错误的，应当改为"血室在胞中"。

血室在胞中，再从张景岳的下面一段话中也可以得到证明。他在《素问·气厥论》"胞移热于膀胱，则癃、溺血"下注曰："胞，子宫也，在男子则为精室，在女子则为血室。"这就明确指出，胞只是一个部位，这个部位中，既可有血室，也可有精室。但还要说明一点：景岳在这里之所谓子宫，乃指胞中而言，即指膀胱后壁直肠前壁之空隙。而我们现在所说的子宫，则不是空隙，而恰好是景岳所说的血室，亦即现代解剖学上的子宫。这是中医学中名词的不统一或演变，这点必须弄清楚。

血室即现代解剖学的子宫，不但在景岳的说法中得到证明，在《金匮要略》中也早有证明。《金匮要略·妇人产后篇》有云："妇人少腹满如敦状，小便微难而不渴，生后者，此为水与血俱结在血室也，大黄甘遂汤主之。"敦，音对，是古时圆形酒器。妇人产后，在少腹部位出现圆形块状物，这不是水与血俱结在子宫，又能是在哪里呢？

现代解剖学的子宫，在《内经》中或简称胞（与胞中不同），或称女子胞，属于奇恒之府。在《金匮要略》中有称"子脏"的，在《伤寒论》中则皆称血室。可知血室不是肝，不是冲脉，也不能仅仅说成是膀胱后直肠前的一个夹室，而应该明确指出，是此夹室中之子宫。为了证实血室即现代解剖学的子宫，下面再将热入血室所引起的病理变化逐条加以说明，以便使这一说法进一步得到证明。

143 条："妇人中风，发热恶寒，经水适来，得之七八日，热除而脉迟身凉，胸胁下满，如结胸状，谵语者，此为热入血室也，当刺期门，随其实而取之。"

这是说，妇女在患太阳中风的同时，适逢行经，至七八日后，表热已去，身体凉和，脉搏转为迟缓，这好像病已痊愈，但脉迟身凉的同时，又增添了胸胁下满，如结胸状，且有谵语等症。这就不是表热已解病将自愈，其体表之所以凉和，是表热乘月经下行之机而下陷于血室之中。冲脉是起于胞中夹脐上行的，血室之热随冲脉上逆，实于胁下肝的部位，故胸胁下满。胞脉属于心而络于胞，热随胞脉上扰心神故谵语。此证热在血室，实在肝经。肝藏血，故就血热结实之处刺之，使血室之热，因势外泄，最为便捷，故刺肝的募穴期门。刺期门为的是泻子宫之热，这就好像挖渠泄水一样，水在哪里溢出，就在哪里挖渠以泄之，但千万不要错误地认为，水溢在哪里，哪里就是水源。当然，说二者之间有关系，这是对的，不然的话，血室之热怎会实于肝经呢？刺肝的募穴期门，使热入血室证得愈，因而就认为血室即肝经，这就忽略了"随其实"三字的含义。

144条："妇人中风七八日，续得寒热，发作有时，经水适断者，此为热入血室。其血必结，故使如疟状，发作有时，小柴胡汤主之。"

这是说，妇女在患太阳中风的发热恶寒期间，适遇行经。可是七八日之后，发热恶寒这一热型，变成热时不寒，寒时不热，作止有间歇的往来寒热。正是热型改变之际，也是月经中断之时。这样的经水适断，就不是正常的月经完毕。如果月经当止而止，就不会出现往来寒热，其所以往来寒热，是表热陷入血室之后，将尚未行完的部分经血结于子宫之内。子宫的部位在躯壳之里，肠胃之外，亦即太阳之里，阳明之外，属于半表半里。热结子宫，欲向外宣泄而枢机不利，故形成往来寒热。这属于小柴胡证，故主以小柴胡汤枢转血室之热，使血室不热，则寒热自愈。

145条："妇人伤寒发热，经水适来，昼日明了，暮则谵语如见鬼状者，此为热入血室。无犯胃气及上二焦，必自愈。"

这条是说，妇女在伤寒发热期间，又见月经来潮。这是正常的月经吗？如果是正常月经，就不应当同时出现谵语。而本患者是月经伴随谵语而来，而且谵语的特点是昼日明了，夜间发作。也不像阳明病那样热盛神昏，呈半朦胧状态，而是幻视幻觉，如见鬼状。这就证明，患者经水之来，与血室有热相关。血室有热，可以迫血下行，所以本条之经水适来，不属于生理性的，不妨说这是病理性的子宫下血。但这样的下血也有好处，它就像太阳病可以因衄而解，太阳蓄血证"血自下者愈"一样，使子宫之热随血下泄，可以不治自愈。"无犯胃气及上二焦"，是说，这不是胃家实的谵语，不需服承气汤一类攻泻胃热，也不需要刺期门等犯上二焦。"必自愈"的"必"字很肯定。不要再加枝节，说什么如果不愈可仍用小柴胡汤等。

这里追述一亲身经历的病案作证。四十余年前，余在原籍自设药房行医时，一高小时的同学都某相邀，为其爱人看病。谓近两天每至晚间，其爱人有时即如邪祟附体，痴说几句。我诊视时是白天，患者并未卧床，寒热症状亦不突出（初病时寒热症状未详），言谈亦甚清晰。因考虑为热入血室，问其月经情况，答曰，现正行经。遂书小柴胡汤原方与之，并嘱曰：一二日后月经当止，病亦当自愈，如不愈，可服此方。事后问知，并未服药，病已愈矣。

总结以上热入血室证三条是：①热随经陷者刺期门；②血因热结者与小柴胡汤；③热随血泄者必自愈。

明白了热入血室证的治法，就会对治疗月经病有一定的启发，因为月经病属于血室有热者不少，而小柴胡汤加减的变方，如丹栀逍遥散等，就是调治血室有热的常用有效方。

最后谈谈阳明篇的热入血室证。

216 条："阳明病，下血谵语者，此为热入血室，但头汗出者，刺期门，随其实而泻之，濈然汗出则愈。"

本条热入血室，症见下血，而称"阳明病"，这有以下几种可能：一是像南京中医学院编著的《伤寒论译释》"浅解"中所说，下血是大便下血，故称阳明病。果是这样，其大便下血可以这样解释：血室之前壁是膀胱，后壁是大肠，血室有热，既然能像《素问·气厥论》所说那样，"胞移热膀胱则癃、溺血"，那么同样理由，也能移热大肠，不溺血而大便下血，就像有的妇女经前大便先下血一样。胃家不实，却有谵语一症，且兼头汗出，说明是热在血分，是血室之热，循冲脉上逆。本证血室之热为本，大肠之下血为标，故不治阳明而刺泻肝的募穴期门，刺后使其濈然汗出而愈。

另一种可能是，血仍从前阴而下，但同时又兼有不大便、大便硬或心下满等症，故称阳明病。这在《伤寒论》中是有先例的，譬如232条，症状是"胁下硬满，不大便而呕，舌上白苔者"，条首就冠以"阳明病"。据此设想，本条的具体症状，很可能像148条阳微结那样，有"头汗出、微恶寒、手足冷、心下满、口不欲食、大便硬"等症状，且兼前阴下血和谵语。须知凡热入血室而需要刺期门者，称阳明病也罢，不称阳明病也罢，都必兼有胸胁下满一症。尤其是本条兼见但头汗出，说明郁闭已甚，热盛于里，故称阳明病。

本证也是下血，之所以必须刺期门，不能像145条那样"必自愈"，这是因为本条有头汗出一证，说明血室之热，只随冲脉上逆，不随经血下泄，故必须刺期门，使热从汗散。

刺期门为什么会汗出而愈呢？这是因为肝、血室、冲脉三者之间互相紧密地关联着，冲脉从血室中上行外达，是"内自䐃谷，外自肌肉，阴阳表里，无所不涉"的，今刺期门，使肝能疏泄，则血室之热，亦必随冲脉向上向外之热，得以发越宣散，使热随周身汗出而解。

第三种说法，也是大多数注家的想法，认为本条是阳明里热炽盛，迫使血室之血下行，故称阳明病。但里热炽盛导致的热入血室，治法只能像吴鞠通所说，宜"辛凉退热，兼清血分"，想用针刺法使里热从汗而解，是不可能的。所以前两种说法，都有可能，而最后这一说法，则不能成立。

从以上所说可以证明：肝、冲脉、血室，三者之间是有密切关系的，但血室是脏器，是月经蓄泄的主要器官，至于肝和冲脉，只是与月经有关系而已，而且冲脉起于少腹，上至胸胁，是经脉不是脏器，与血室是不同的。

或曰：216条与太阳篇三条不同，太阳篇三条，条首都冠有"妇人"二字，而216条却没有"妇人"字样，这可能是男子亦有血室。答曰：注家们因本条未标明"妇人"二字，便作为男女皆有血室的根据，而我却认为这是产生男女皆有血室的错误根源。未标明"妇人"，还不能证明必包括男子。试看本条在《金匮要略》中，未收入"惊悸吐衄下血篇"，却收入"妇人杂病篇"，难道这还不足以证明血室是妇女所独有的器官？血室既然是妇女所独有，那么热入血室证标不标明"妇人"，还有什么必要呢？

总而言之，男子胞中只有精室，而无血室，所以也就不存在男子热入血室证。

我对胃家实的看法

陈永尧同志对《伤寒论选读》关于阳明病提纲"胃家实"的阐释，提出不同意见，为了集思广益，辨明是非，本人也就此问题谈谈看法。

一、胃家实的含义及其作为阳明病提纲的探讨

胃而称家，自然是包括肠在内了，若要找根据的话，"胃中必有燥屎五六枚也"，这个胃就指的是肠。无论胃或肠，都属于"器"，这样的器要实，自然指的是宿食粪便留滞。《灵枢·平人绝谷》篇曰："胃满则肠虚，肠满则胃虚，更虚更满，故气得上下，五脏安定。"这就是说，无论胃或肠，必须有入有出，由上而下。食物由胃入肠，胃中虚了，肠中就实了，排便之后又进食，肠中虚了，胃中又实了。这样，胃和肠，此虚彼实，此实彼虚，由上而下，轮番虚实，既能受纳，又能传导，就健康无病。反之，胃或肠，只能实，不能虚，气不得上下，就会腹满、腹痛、大便难或不大便，这就是"胃家实"。承气汤方名"承气"，就是上承胃气，使"气得上下"的意思。

"胃家实"的含义，本来就是这样简单明白，但是有的注家为了把白虎汤证也纳入胃家实之中，便把胃家实说是胃家的邪气实。这样一改，虽然也勉强说得过去，但也随之带来了不少问题。试问《伤寒论》中的三阳病，

哪一个不是邪气实？邪气实岂是阳明病的特殊性？只有三阳病的共性，而没有阳明病的特殊性，作为阳明病的提纲就毫无意义了。

我们再从《伤寒论》原文来看184条："病有太阳阳明，有正阳阳明，有少阳阳明。"这三种阳明病都是胃肠道有宿食或粪便，所以185条做了归结说："阳明之为病，胃家实是也。"可是除此之外，再也没有什么不以胃家宿食粪便为主的白虎阳明了。因此可知，把白虎证也说成胃家实，并非仲景本意，而是一部分注家所做的曲解。

有的读者会问：必须胃肠道有宿食粪便才算胃家实，白虎证不以宿食粪便为主，这算不算阳明病了？如果算作阳明病，就得纳入提纲之内，因为作为提纲来说，应当是本经所有病型的总概括。

这一问问得好，因为这些都是解决问题的关键。我认为，白虎汤证是不是阳明病，是不是阳明经证，是阳明病又应不应当包括在阳明提纲之内，这一系列的问题，最好仍从《伤寒论》中去解决。白虎汤证在《伤寒论》中本来叫作三阳合病，三阳合病亦即太阳之表、少阳之半表半里、阳明之里，彻内彻外，表里俱热的意思。有的注家认为，这样的热病，属于盛阳，又为了区别于阳明之腑胃家实，才称之为阳明经证。这样称呼，虽然不算大错，但也带来另一些问题：为了各经都分经腑，于是把太阳病引起水液代谢失常而出现的脉浮、小便不利的三焦水道不利证，也叫作太阳腑证而归之膀胱；在少阳病中却又经腑难分而引起不同的争论。这就是三阳病分经腑所带来的问题，这也正足以说明经腑二证之不当分。我在《湖北中医杂志》1980 年第 5 期的《也谈少阳腑证》一文中曾说："张仲景没有明文提经证和腑证，但实际是有的，如太阳病提纲，就是经证，阳明病提纲，就是腑证。"这个说法，想不到在 6 年后的今天，竟与陈永尧同志的看法不谋而合。

下面再谈谈硬把白虎汤证说成胃家实，纳入阳明病提纲，有没有这种必要？作为提纲来说，是不是应该概括全部阳明病？我认为：把白虎汤证称之为阳明病，是可以的，但它绝不会是胃家实。因此，硬把白虎汤证说成胃家实，实在没有必要。因为阳明病和胃家实，是两个不相同的概念。阳明是抽象名词，它可以代表六气合燥，可以代表手足阳明的经络，也可以代表具体的脏器胃和大肠。因此，燥热炽盛的白虎汤证，算是阳明病；口干鼻燥的能食或衄，也是阳明病；胃家宿食粪便留滞，亦是阳明病。可见胃家实是阳明病，而阳明病却不一定必须是胃家实。

正由于阳明病不一定都是胃家实，所以认为各经病提纲都能概括各经的全部病证这一说法是错误的。举例说，少阳病提纲就不包括柴胡证；太阴病提纲也不包括太阴大实痛；少阴病提纲也不包括少阴热化证。既然别经提纲可以不是其本经病的总概括，又何必把不是胃家实的白虎汤证强说成胃家实呢？

再退一步想，即使把白虎汤证勉强用邪气实的说法纳入胃家实的范围之中，也仍然概括不了全部阳明病。因为阳明病除了经、腑二证之外，还有阳明中风和阳明中寒，阳明中风还可以勉强说成邪气实，而阳明中寒却是绝对不能说成胃家邪气实的。

二、再谈谈胃家实的具体症状

胃家实能出现哪些脉证，仲景只提出阳明外证是"身热、汗自出、不恶寒、反恶热"。提出"不恶寒反恶热"，这是为了和太阳病的身热无汗或汗自出相鉴别。至于胃家实应有哪些里证，则只字未提。其所以只字未提，并非疏漏，而是避免重复的意思。因为184条的太阳阳明、正阳阳明、少阳阳明，其具体症状大都有了。即使按别经提纲的惯例，只举出各经最典型、最有代表性的脉证作为提示，那只提正阳阳明"胃家实"正好够了。《伤寒论选读》在这里补述出：经证有身大热、不恶寒、反恶热、大汗出、烦满、目赤、鼻干、脉洪大等。腑证有潮热、谵语、腹满硬痛或绕脐痛、大便秘结、手足濈然汗出、脉沉实有力、舌苔黄燥或焦裂起刺等，甚且还有心中懊侬、不得眠等。把阳明经证算作胃家实，显然是把"实"作为"邪气实"来看待的，其正确与否由旧注家负责，我们且不去管它，但对于必懊侬不得眠的栀子豉汤证，有的旧注家只把它算作阳明病，而《伤寒论选读》竟也把它归于胃家实之中，这就不得不问：这个胃，是不是胃和肠？如果说栀子豉汤证是热在胸膈，不是在胃肠，这就与其所谓"其证候以胃肠实热为特点"（见阳明病概说）自相矛盾。

把上述诸证全部归之于胃家实，显然是不妥当的，即便说这是把胃家实泛指为包括经络、气化，也有不妥当处。

譬如"目赤"一症就属于少阳中风而非阳明病。何况这样分法也有混淆之处，例如把身大热、汗大出归于经证之中，可是急下的腑证之中，不是也有一条是身热汗多吗？如此等等。像这样不加阐释地罗列症状，作者可能认为是全备了，但仍不完备，如"十日不更衣无所苦"的脾约证，是什么症状也没有，但能说不是阳明病吗？

陈永尧同志认为《伤寒论选读》对胃家实证这样的描写，是"繁之又繁"，"失去作为提纲的意义"，不如重点地指出"腹满按之痛，或不按也有间歇性疼痛"更为简明。但我认为，这只是《选读》对提纲做出的阐述，并非就是提纲。胃家实仅是病理，仅做出重点提示写成"腹满腹痛或时痛"可以，不遗巨细地多写点，也是可以的。

三、从临床角度应如何看待张仲景的著作

陈永尧同志为了论证《伤寒论选读》对胃家实所罗列的症状是否正确，统计了100例病人，并详细介绍了3例。大体说来，都未离开《伤寒论》的范围。只有郭某一案，已有发热、汗出、腹满、腹胀、不大便3天的阳明证，但服中药泻一下之后，症状不见好转而急诊入院，原来阑尾中段已穿孔，溃破处有粪水流出，终于手术后才病愈出院。据此病例，陈同志认为：《伤寒论选读》"对胃家实的阐释，似非张仲景立说之意……"我认为：这就是《选读》在论述胃家实的症状，不加分析，只笼统地罗列现象所引起的问题。平心而论，这只是写作方法不简练，尚无可厚非。在阳明病的急下证中，不也有一条是发热汗多吗？凡言急下，就寓有预后不良的可能。何况这一病例，仅从

《伤寒论》找治法，也是不够的。至少应当结合《金匮要略》中的"腹满""肠痈"等篇全面考虑，必要时则应从现代医学中商讨治法。因为仲景的著作，固然不愧为后世典范，但若认为它能包罗万象，任何疾病都能治，这就是否认历史有发展，因而也是不应该的。

四、结语

以上就陈永尧同志所提的问题，发表了自己的看法，其中有相同之处，个别问题也存在着看法上的差别。但总的印象是这篇文章很好。之所以说好，倒不在于问题提得是否都正确，而是因为在目前喜唱赞歌的风气之下，对全国通用教材，各中医刊物尚未开辟评论专档的情况下，能勇于提出自己的看法，为百家争鸣鸣锣开道，这是最值得推崇之处。须知《选读》的缺点和错误是很多的，仅举其大者而言，如把突发性肠胃功能紊乱的霍乱，合并于太阴篇中；把继发于太阳病的往来寒热的柴胡证，竟与少阳病的原发病口苦、咽干、目眩混为一谈；甚至把所有其他经的表证都称之为太阳病；把块状论枚的燥屎，与一般条状的大便硬混同起来，等等。这些错误，多数是来自旧注，也有是《选读》编者自己的错误。之所以出现这些错误，主要是对《伤寒论》写作的理论体系没有掌握，而且又脱离临床所致。陈永尧同志所提，仅仅触及了《选读》缺点的一小部分，并不能从根本上解决问题，但总是有了个开端，如因此而引起争鸣，必将为全国中医学术带来一次飞跃。同时也相信，对编者来说，批评就是帮助。

中医图书推荐

名 家 经 典		
邢锡波医案集	小 16 开	58 元
杜雨茂肾脏病临床经验集粹	小 16 开	58 元
周子骕妇科	大 32 开	18 元
医林锥指	小 16 开	48 元
黄金昶中医肿瘤外治心悟（精装）	大 32 开	35 元
武简侯儿科各病外治备要	大 32 开	28 元
席梁丞医案医话选	大 32 开	28 元
温病经典临床心悟	大 32 开	35 元
特效"险穴"治脑病——风府、哑门的临床应用	32 开	28 元
拨开迷雾学中医——重归中医传统思维	32 开	29 元
中医生理学归真——烟建华藏象理论讲稿	小 16 开	38 元
中 医 入 门 图 书		
药性赋白话解	32 开	18 元
诊家正眼四言脉诀白话解	32 开	15 元
医学三字经白话解	32 开	25 元
汤头歌诀详解	小 16 开	55 元
相类中药功用鉴别与应用	大 32 开	29 元
中医必背红宝书	64 开	12 元
中医必背蓝宝书	64 开	12 元
中医助学助背助考掌中宝·中药学	48 开	15 元
中医助学助背助考掌中宝·方剂学	48 开	15 元
中医助学助背助考掌中宝·内经选读	48 开	15 元
中医助学助背助考掌中宝·伤寒论选读	48 开	15 元
新编汤头歌诀 500 首	32 开	28 元

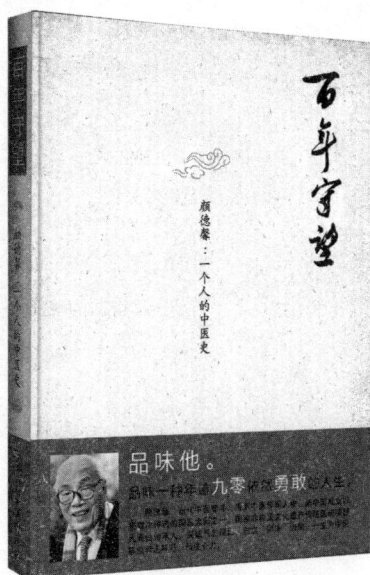

《百年守望——颜德馨：一个人的中医史》65元 2014年5月出版

这是一本勇气之书。一位国医大师用他的赤诚与勇敢，说中医真话，为中医说真话。对于普通读者，可以全面了解什么是真正的中医，中医如何带给我们健康；对于中医学子，可以真切感受一位名医的成就之途，探求学问进阶的方法，更可汲取绵绵不尽的精神力量。